北京城市癌症早诊早治项目研究

费用与生命质量

北京市卫生健康委员会
中国医学科学院医学信息研究所 编

科学技术文献出版社
SCIENTIFIC AND TECHNICAL DOCUMENTATION PRESS
·北京·

图书在版编目（CIP）数据

北京城市癌症早诊早治项目研究：费用与生命质量/北京市卫生健康委员会，中国医学科学院医学信息研究所编. —北京：科学技术文献出版社，2020.7
ISBN 978-7-5189-6868-8

Ⅰ.①北… Ⅱ.①北… ②中… Ⅲ.①癌—诊疗 Ⅳ.① R73

中国版本图书馆 CIP 数据核字（2020）第 111180 号

北京城市癌症早诊早治项目研究：费用与生命质量

策划编辑：邓晓旭　　责任编辑：胡　丹　邓晓旭　　责任校对：王瑞瑞　　责任出版：张志平

出　版　者	科学技术文献出版社
地　　　址	北京市复兴路 15 号　邮编 100038
编　务　部	（010）58882938，58882087（传真）
发　行　部	（010）58882868，58882870（传真）
邮　购　部	（010）58882873
官　方　网　址	www.stdp.com.cn
发　行　者	科学技术文献出版社发行　全国各地新华书店经销
印　刷　者	北京地大彩印有限公司
版　　　次	2020 年 7 月第 1 版　2020 年 7 月第 1 次印刷
开　　　本	787×1092　1/16
字　　　数	286 千
印　　　张	12.25
书　　　号	ISBN 978-7-5189-6868-8
定　　　价	128.00 元

编 委 会

主　编　杜　红　邱五七

副主编　毛阿燕　王　宁　董　佩

编　者　（按姓氏拼音顺序）

丁晗玥　都　率　郭　欣

胡广宇　刘　峰　孟月莉

王　坤　严晓玲　杨玉洁

前 言

随着社会经济的发展，我国居民的疾病谱、死亡谱已发生巨大变化，恶性肿瘤等慢性非传染性疾病已成为严重危害我国人民生命与健康的主要原因，这也成为一个不容忽视的社会问题。目前，恶性肿瘤已居城市人群疾病死因的首位，且国际癌症研究所预测我国城市人群恶性肿瘤的发病率和死亡率在未来 20～30 年还会持续增长。2006 年，我国恶性肿瘤导致的直接经济损失为 703.28 亿元，间接经济损失为 372.68 亿元，总经济负担 1075.96 亿元，占当年国内生产总值的 0.51%，占当年医疗总费用的 4.67%。同时，癌症的发病是一个比较漫长的过程，包括高风险状态（潜伏期）和疾病两个阶段，潜伏期时长为整个发展过程的 75%，发病之后只占 25%。癌症发展全过程及不同风险人群健康状况、生命质量的评估和影响因素分析都至关重要。

因此，本研究基于城市癌症早诊早治项目的重点地区之——北京市开展的主要癌症筛查及卫生经济学评价，对既往患者的一般情况、诊疗费用及其影响因素进行深入分析，并着眼于对比不同程度患癌风险人群的生活质量，采用 EQ-5D-3L 量表和 FACT 量表对无癌症高危因素个体、有单一部位癌症高危因素个体、有两种及以上部位癌症高危因素个体、癌前病变患者、癌症患者 5 类人群进行健康相关生活质量评估，结合人口社会学因素，探讨不同人群之间健康相关生活质量差异，分析患癌风险等级及社会经济因素在疾病全过程对人群健康的影响，为加强癌症高风险人群健康管理及提高人群健康相关生活质量，以及将来开展更大范围的筛查和早诊早治项目的卫生决策提供依据。

本研究主体包括 3 个部分，共五章。第一部分为摘要，阐述了研究背景与目的、研究内容与方法、研究结果与结论等。第二部分为费用分析，包括第一章癌症患者既往诊疗费用分析、第二章癌症患者经济负担分析。第三部分为生命质量分析，包括第三章基于 EQ-5D 问卷的生命质量评估、第四章基于 EQ-5D 及 FACT 量表的癌症患者生命质量评估、第五章 EQ-5D 与 FACT 量表信度效度分析。费用分析主要反映的是 2002—2011 年的情况；生命质量分析主要反映的是 2013—2014 年的情况。

本研究得到了北京市东城区、西城区、朝阳区、海淀区、丰台区、石景山区 6 个城区卫生健康委员会的大力支持，在此对所有参与调查的人员表示由衷的感谢。

由于编者水平有限，书中难免有不足之处，敬请各位读者不吝赐教。

杜　红　邱五七

2020 年 5 月

❧ 目　　录 ❧

第一部分 摘 要

研究背景与目的：

本研究基于国家重大医改专项、国家重大公共卫生服务项目——全国城市癌症早诊早治项目，对北京市开展的主要癌症（肺癌、乳腺癌、大肠癌、肝癌、上消化道癌）筛查、早诊早治相关方案、不同人群（无癌症高危因素个体、有单一部位癌症高危因素个体、有两种及以上部位癌症高危因素个体、癌前病变患者和癌症患者）生命质量情况及其相关影响因素进行综合的卫生经济学评价，为将来开展更大范围的癌症筛查、健康管理和早诊早治项目的卫生决策提供科学依据。

研究内容与方法：

费用分析方面以描述性统计分析为主要手段，分别从一般人口特征、经济学特征、疾病（健康）特征、费用等方面进行归纳；生命质量分析方面采用分层整群随机抽样的方法，抽取无癌症高危因素个体、有单一部位癌症高危因素个体、有两种及以上部位癌症高危因素个体、癌前病变患者和癌症患者（以下简称五类人群）各若干，运用欧洲五维健康量表（EQ-5D）对人群健康相关生活质量以面对面访谈的形式进行多维度测量。

研究结果：

卫生经济学评价费用分析：①调查所收集的北京市 2002—2011 年既往有效病例共8958 例，其中癌症病例 7499 例、癌前病变病例 1459 例。肺、乳腺、大肠、食管、肝、胃这 6 个部位癌症患者的例均医疗费用分别为 63 834 元、39 880 元、65 625 元、62 648 元、61 057 元、62 079 元。这 6 个部位癌前病变患者的例均医疗费用分别为 13 176 元、4114元、14 220 元、21 116 元、22 422 元、10 913 元。肺癌、乳腺癌、大肠癌、食管癌、肝癌、胃癌患者例均医疗费用分别从 2002 年的 37 146 元、21 452 元、35 695 元、33 562 元、33 152 元、32 951 元上涨至 2011 年的 77 099 元、49 054 元、78 024 元、74 958 元、69 337 元、78 847 元。这 6 种癌症患者 10 年的医疗费用构成中，药品费占比均为最大（超过了 40%）；医疗费用构成中，肺、大肠、食管、肝和胃癌前病变患者 10 年的药品费占比均为最大（超过了 27%）。②本次调查的 6 种癌症现患患者共 1457 例，1334 例临床诊断为癌症，123 例临床诊断为癌前病变。北京癌症患者住院治疗的次均医疗费用为32 846 元，外地患者为 41 960 元；北京癌症患者的次均非医疗费用为 3237.7 元，外地患者为 8021.8 元。北京癌前病变患者住院治疗的次均医疗费用为 11 175.2 元，外地患者为8135.9 元；北京癌前病变患者的次均非医疗费用为 680.4 元，外地患者为 1622.2 元。

　　卫生经济学评价生命质量分析：①本次共获取 3556 人的完整数据，男女比例为 0.53∶1.00，平均年龄为 55.66 岁，无癌症高危因素个体、有单一部位癌症高危因素个体、有两种及以上部位癌症高危因素个体、癌前病变患者、癌症患者人数分别为 987 人（27.8%）、993 人（27.9%）、607 人（17.1%）、207 人（5.8%）和 762 人（21.4%）。EQ-5D 五个维度的水平在五类人群中分布不尽相同，总体而言，无癌症高危因素个体、有单一部位癌症高危因素个体、有两种及以上部位癌症高危因素个体表现较为同质，三类人群健康状况的五个维度均尚好，主要健康问题表现在疼痛（不健康比例 35.46%、38.07%、45.96%）和焦虑（不健康比例 25.03%、26.49%、35.75%）；癌前病变患者和癌症患者表现较为同质，两类人群在行为水平、自我照顾情况、日常活动三个维度也开始出现比较严重的健康问题，而疼痛、焦虑是影响其健康状况最突出的两个维度。EQ-5D 各维度的水平转换为效用值之后发现，无癌症高危因素个体、有单一部位癌症高危因素个体健康效用值处于同一层次（$P_{50}=1.000$，$P_{50}=1.000$），有两种及以上部位癌症高危因素个体和癌前病变患者的健康效用值处于同一水平（$P_{50}=0.875$，$P_{50}=0.869$），高于癌症患者人群（$P_{50}=0.795$）。五类人群的健康效用值的影响因素不尽相同，总体而言年龄、职业、婚姻等三个因素是较广泛的影响因子，性别和医疗保险是无癌症高危因素个体的特异因子。无癌症高危因素个体、有单一部位癌症高危因素个体、有两种及以上部位癌症高危因素个体、癌前病变患者和癌症患者五类人群的 EQ-VAS 评分均值分别为 74.84、77.51、77.60、70.96、70.81。不同人群 EQ-VAS 评分的影响因素差异性很大，在人群中分布比较广泛的因素是总年收入。②FACT 有效问卷 1008 份，EQ-5D 有效问卷 1001 份。从 EQ-5D 结果得到，肺、乳腺、大肠、食管、肝、胃这六个部位癌症患者的效用值得分分别为 0.7570、0.8690、0.7950、0.8285、0.8690、0.8690，EQ-VAS 得分分别为 0.7000、0.7900、0.7000、0.7250、0.7000、0.7000。FACT 量表中肺、乳腺、大肠、食管、肝、胃这六个部位癌症患者的标化评分分别为 64.57、71.89、70.44、67.56、67.21、68.91。不同分期及不同治疗方式的癌症患者生活质量得分也不同。③FACT 及 EQ-5D 共同有效问卷 1001 份。对于内部一致性信度检验，肺、乳腺、大肠、食管、肝、胃这六个部位 EQ-5D-3L 部分 Cronbach's α 得分分别为 0.846、0.805、0.877、0.862、0.793、0.844；FACT 量表 Cronbach's α 得分分别为 0.935、0.916、0.950、0.952、0.915、0.953，FACT 量表的 Cronbach's α 得分总体高于 EQ-5D-3L。对于结构效度检验，肺癌 FACT 量表提取出七个公因子，累计解释方差 64.28%。乳腺癌 FACT 量表提取出七个公因子，累计解释方差 65.15%。大肠癌 FACT 量表提取出八个公因子，累计解释方差 71.43%。食管癌 FACT 量表提取出八个公因子，累计解释方差 67.21%。肝癌 FACT 量表提取出十一个公因子，累计解释方差 64.76%。胃癌 FACT 量表提取出九个公因子，累计解释方差 70.56%。将 FACT 量表作为标准，EQ-5D-3L 量表的聚合效度分别为 0.592、0.503、0.715、0.672、0.561、0.444；EQ-VAS 的聚合效度分别为 0.553、0.606、0.576、0.579、0.361、0.364。

研究结论：

　　①相较于癌症患者，癌前病变患者诊疗过程中所花费的医疗费用更低；②无论癌症还是癌前病变，药品费用均是患者治疗费用中的重要支出；③六类癌症患者医疗费用的总体趋势是上涨的；④无论是癌症还是癌前病变，来京就医外地患者的直接经济负担明显高于

北京患者；⑤患癌风险是人群健康相关生活质量的重要影响因素，提示应落实关口前移策略，以提高全人群生活质量，降低疾病负担；⑥癌症患者生命质量的影响因素主要是婚姻，提示应该关注其社会、家庭支持；⑦EQ-5D 量表的健康状况效用值总体高于 VAS 评分；⑧不同癌症、不同分期及不同治疗方式的癌症患者生活质量得分基本不相同；⑨对于北京市肺部、乳腺、大肠、食管、肝部、胃部这六个部位癌症患者，FACT 量表和 EQ-5D 量表均具有良好的信度，但 FACT 量表的内部一致性信度要好于 EQ-5D-3L；⑩对于肺部、乳腺、大肠、食管、肝部癌症患者的 EQ-5D 量表效度较好，胃部癌症患者的 EQ-5D 量表效度一般，但 FACT 量表用于北京市 6 种癌症患者的生活质量评估均具有良好的效度。

第二部分 费用分析

▶ 第一章

癌症患者既往诊疗费用分析

一、摘要

研究目的：依托国家重大医改专项、国家重大公共卫生服务项目——全国城市癌症早诊早治项目北京地区的人群筛查和早诊早治现场，对6种癌症（肺部、乳腺、大肠、食管、肝部、胃部）和癌前病变既往病例的医疗费用进行系统核算分析。

研究方法：以描述性统计分析为主要手段，分别从一般人口特征、疾病（健康）特征、费用等方面进行归纳。

研究结果：调查所收集的北京市2002—2011年既往有效病例共8958例，其中癌症病例7499例、癌前病变病例1459例。肺部、乳腺、大肠、食管、肝部、胃部这6个部位癌症患者的例均医疗费用分别为63 834元、39 880元、65 625元、62 648元、61 057元、62 079元，这6个部位癌前病变患者的例均医疗费用分别为13 176元、4114元、14 220元、21 116元、22 422元、10 913元。肺癌患者例均医疗费用从2002年的37 146元上涨至2011年的77 099元，乳腺癌患者例均医疗费用从2002年的21 452元上涨至2011年的49 054元，大肠癌患者例均医疗费用从2002年的35 695元上涨至2011年的78 024元，食管癌患者例均医疗费用从2002年的33 562元上涨至2011年的74 958元，肝癌患者例均医疗费用从2002年的33 152元上涨至2011年的69 337元，胃癌患者例均医疗费用从2002年的32 951元上涨至2011年的78 847元。这6类癌症患者10年的医疗费用构成中，药品费占比均为最大（均超过了40%）；医疗费用构成中，肺部、大肠、食管、肝部和胃部癌前病变患者10年的药品费占比均为最大（均超过了27%），乳腺癌患者10年的药品费占比均超过了8%。

研究结论：相较于癌症患者，癌前病变患者诊疗过程中所花费的医疗费用更低；无论癌症还是癌前病变，药品费用均是患者治疗费用中的重要支出；6类癌症患者医疗费用的总体趋势是上涨的。

二、数据来源及质量控制

1. 机构及人群的选择

选择中国医学科学院肿瘤医院、北京大学肿瘤医院、首都医科大学附属北京友谊医院（以下简称友谊医院）和北京大学首钢医院（以下简称首钢医院）作为临床病例调查资料和机构基本资料来源。调查对象为6种癌症或癌前病变的现患者及既往患者，研究收集其基本信息、临床信息和费用信息。

2. 资料类型

《患者诊治医疗费用信息摘录表》（附件1）回顾性摘录2002—2011年常规就诊患者6种癌症（食管癌、胃癌、大肠癌、肝癌、肺癌和乳腺癌）及癌前病变的诊治医疗费用信息（总体趋势变化及构成变化），同时收集疾病分期和临床治疗方案的分布信息。

3. 样本量的确定及分配

根据国家方案要求，结合北京市高危人群临床筛查医院实际情况，E1 调查表样本量及分配情况如下：收集最后一次就诊结束年份在2002—2011年（10年）6种癌症病变的样本量总计7200例，6种癌前病变的样本量总计2232例。其中2009—2011年食管癌、胃癌、大肠癌、肝癌、肺癌、乳腺癌的样本量均为每种120例/种、癌前病变的样本量均为每种32例/种；2002—2008年6种癌症的样本量均为每种105例/种、癌前病变的样本量均为每种35例/种。2009—2011年的病例分配给中国医学科学院肿瘤医院、北京大学肿瘤医院、友谊医院和首钢医院，2002—2008年的病例分配给中国医学科学院肿瘤医院、北京大学肿瘤医院、首都医科大学附属北京同仁医院（以下简称同仁医院）和首钢医院。

4. 质量控制

E1 调查表：共发放调查问卷9720份，实际回收到的6种癌症和癌前病变总样本量为8996例，回收率为92.6%。在剔除29例临床信息或费用信息不全的病例、1例1994年的病例、2例2012年的病例、5例男性乳腺癌和1例男性乳腺癌前病变病例后，剩余的有效病例为8958例，有效率为99.6%。

本研究采用箱线图探测异常值，剔除医疗费用在中位数±三倍四分位距以外的病例。

5. 研究方法

以描述性统计分析为主要手段，从以下几个方面对受访者的基本情况进行归纳：一般人口特征、疾病（健康）特征、费用等。研究中涉及一些特殊情况的处理及部分指标的测算，具体情况如下。

（1）本研究中就诊年份缺失病例的处理（因其影响到费用贴现）方法：①对于就诊次数为1次的，全部用最后一次就诊日期的年份；②对于就诊次数为2次及2次以上的，则在最后一次就诊日期和确诊日期之间平均选择年份。

（2）本研究中收集到 52 例 2012 年的病例，因要求收集的病例是 2002—2011 年的，对于 2012 年的病例，因其数量较少，且均是 2012 年上半年的病例，因此在贴现的时候按照 2012 年来贴现，在病例总体分析时将其纳入到 2011 年来分析。

（3）本研究中所收集的费用有多次就诊的情况，其中最早的为 1990 年，最晚的为 2012 年，为消除时间对费用的影响，将费用进行贴现，费用贴现的方法如下：

2001—2012 年的数据贴现所用指数为医疗保健类居民消费价格指数，1990—2000 年的数据贴现所用指数为医疗保健和个人用品类居民消费价格指数。

贴现公式：

$$F_A = FE_A \times X_A$$
$$X_A = a_{A+1} \times a_{A+2} \times \cdots \times a_B$$

A：欲贴现的年份；B：欲贴现到的年份，且 $B \neq A$；FE_A：欲贴现的 A 年的费用；F_A：贴现后的 A 年的费用；X_A：A 年的贴现指数；a：去百分化后的医疗保健类居民消费价格指数或医疗保健和个人用品类居民消费价格指数，如 a_{2008} 指的是 2008 年的医疗保健类居民消费价格指数。$X_B = 1$。

具体贴现指数见表 1。

表 1　1990—2012 年贴现指数

年份	医疗保健类居民消费价格指数	医疗保健和个人用品类居民消费价格指数	贴现指数
2012	1.014	1.015	1.000
2011	1.023	1.037	1.014
2010	1.006	1.015	1.037
2009	1.004	0.999	1.044
2008	1.006	1.02	1.048
2007	0.999	1.003	1.054
2006	0.998	1.011	1.053
2005	0.968	0.98	1.051
2004	0.984	0.992	1.017
2003	0.999	1.001	1.001
2002	1.007	1.002	1.000
2001	0.981	0.987	1.007
2000		1.135	1.062
1999		1.158	1.206
1998		1.086	1.396
1997		1.052	1.516
1996		1.101	1.595

(续)

年份	医疗保健类居民消费价格指数	医疗保健和个人用品类居民消费价格指数	贴现指数
1995		1.026	1.756
1994		1.132	1.802
1993		1.151	2.040
1992		1.148	2.348
1991		1.05	2.695
1990		1.11	2.830

三、癌症患者医疗费用分析结果

1. 基本情况

　　本研究所收集北京市 2002—2011 年既往癌症有效病例 7499 例，肺癌、乳腺癌、大肠癌、食管癌、肝癌、胃癌分别为 1269 例、1227 例、1276 例、1234 例、1205 例、1288 例。除乳腺癌外，其他 5 种癌症男性均占比一半以上。乳腺癌患者平均年龄最低 [(52.9 ± 12.1) 岁]，食管癌患者平均年龄最高 [(63.1 ± 10.8) 岁]，其中乳腺癌 45 ~ 54 岁的病例占比较大，比例为 33.7%，其他 5 种癌症病例主要集中在 65 岁以上。6 种癌症中，肺癌、乳腺癌、大肠癌、肝癌病例均主要来自北京市，比例达一半以上。6 种癌症的北京病例，均主要来自城六区。6 种癌症病例主要分布于专科医院，比例均达 60% 以上。在可获得分期的 6 种癌症病例中，大肠癌、食管癌、肝癌、胃癌病例均主要集中在 III 期；肺癌病例主要集中在 IV 期；乳腺癌病例主要集中在 II 期。6 种癌症中，肺癌、大肠癌、胃癌病理诊断主要为腺癌；乳腺癌病理诊断主要为浸润性导管癌；食管癌病理诊断主要为鳞状细胞癌；肝癌病理诊断主要为肝细胞癌。6 种癌症中，肺癌、乳腺癌、大肠癌、食管癌、胃癌患者就诊次数的中位数均为 1 次，肝癌患者就诊次数的中位数为 2 次。6 种癌症就诊次数为 1 次的病例占比均最高。6 种癌症中，肝癌的住院天数中位数最短（10 天），食管癌的住院天数中位数最长（20 天）。治疗方案中，肺癌、乳腺癌、大肠癌、胃癌单纯化疗患者最多；食管癌根治术患者最多；肝癌其他治疗的患者最多。6 种癌症中，多数病例无并发症；肺癌、大肠癌、肝癌和胃癌有伴随疾病的病例较多，占比一半以上。更多信息见表 2。

表2　6 种癌症调查对象基本信息（单位：例）

变量	结果					
	肺癌 (1269 例)	乳腺癌 (1227 例)	大肠癌 (1276 例)	食管癌 (1234 例)	肝癌 (1205 例)	胃癌 (1288 例)
性别						
男性	839(66.1)	—	675(52.9)	901(73)	880(73)	806(62.6)
女性	430(33.9)	1227(100)	600(47.1)	333(27)	325(27)	482(37.4)
缺失			1			

（续）

变量	结果					
	肺癌 （1269 例）	乳腺癌 （1227 例）	大肠癌 （1276 例）	食管癌 （1234 例）	肝癌 （1205 例）	胃癌 （1288 例）
年龄，岁，均值±标准差	61.7±11.4	52.9±12.1	61.1±13.3	63.1±10.8	57.8±12.7	60.6±13.2
年龄，岁						
<45	99(7.8)	311(25.3)	155(12.1)	38(3.1)	169(14)	156(12.1)
45~54	243(19.1)	414(33.7)	235(18.4)	251(20.3)	340(28.2)	241(18.7)
55~64	362(28.5)	283(23.1)	328(25.7)	407(33)	312(25.9)	364(28.3)
≥65	565(44.5)	219(17.8)	557(43.7)	536(43.4)	382(31.7)	527(40.9)
缺失			1(0.1)	2(0.2)	2(0.2)	
地区[a]						
北京	733(57.8)	798(65)	732(57.4)	533(43.2)	641(53.2)	620(48.1)
城六区	631(86.1)	674(84.5)	603(82.4)	416(78)	523(81.6)	531(85.6)
郊区	102(13.9)	124(15.5)	129(17.6)	117(22)	118(18.4)	89(14.4)
外地	533(42)	428(34.9)	540(42.3)	701(56.8)	560(46.5)	667(51.8)
缺失	3(0.2)	1(0.1)	4(0.3)	0(0)	4(0.3)	1(0.1)
医院类型						
综合医院	477(37.6)	442(36)	447(35)	442(35.8)	441(36.6)	453(35.2)
专科医院	792(62.4)	785(64)	829(65)	792(64.2)	764(63.4)	835(64.8)
临床分期						
0		3(0.2)		1(0.1)		
I	188(14.8)	290(23.6)	151(11.8)	80(6.5)	60(5)	197(15.3)
II	92(7.2)	372(30.3)	273(21.4)	295(23.9)	94(7.8)	151(11.7)
III	280(22.1)	246(20)	333(26.1)	335(27.1)	273(22.7)	333(25.9)
IV	335(26.4)	83(6.8)	189(14.8)	113(9.2)	94(7.8)	252(19.6)
未分期	374(29.5)	233(19)	330(25.9)	410(33.2)	684(56.8)	355(27.6)
病理诊断[a,b]	572(45.1)	951(77.5)	1199(94)	1011(81.9)	381(31.6)	983(76.3)
就诊次数，中位数（P5~P95）	1(1~6.5)	1(1~7)	1(1~8)	1(1~4)	2(1~5)	1(1~6)
就诊次数						
1	730(57.5)	688(56.1)	856(67.1)	866(70.2)	492(40.8)	909(70.6)
2	190(15)	201(16.4)	185(14.5)	172(13.9)	277(23)	156(12.1)
3	177(13.9)	95(7.7)	78(6.1)	131(10.6)	265(22)	95(7.4)
4+	172(13.6)	243(19.8)	157(12.3)	65(5.3)	171(14.2)	128(9.9)

（续）

变量	结果					
	肺癌 （1269 例）	乳腺癌 （1227 例）	大肠癌 （1276 例）	食管癌 （1234 例）	肝癌 （1205 例）	胃癌 （1288 例）
住院天数[a]，中位数（P25 ~ P75）	15(9~27)	12(6~21)	17(6~28)	20(9~29)	10(7~19)	16(7~25)
治疗方案[a]						
单纯手术	118(5.5)	177(6.2)	512(27.2)	166(8.7)	207(9.3)	507(21.8)
根治术	219(10.2)	582(20.4)	362(19.2)	622(32.4)	53(2.4)	408(17.6)
单纯放疗	99(4.6)	72(2.5)	23(1.2)	193(10.1)	10(0.4)	5(0.2)
单纯化疗	1177(55)	1222(42.9)	736(39.1)	506(26.4)	368(16.5)	897(38.6)
手术+化疗	53(2.5)	564(19.8)	33(1.8)	41(2.2)	17(0.8)	47(2)
放疗+化疗	27(1.3)	10(0.4)	42(2.2)	40(2.1)	0(0)	5(0.2)
对症治疗	298(13.9)	48(1.7)	98(5.2)	163(8.5)	317(14.2)	171(7.4)
其他治疗	150(7)	171(6)	78(4.1)	186(9.7)	1256(56.4)	281(12.1)
伴随疾病[a]	1293(58.7)	1083(38.2)	988(52.8)	917(49.4)	1338(60.8)	1178(50.1)
并发症[a]	1099(74.2)	1487(72.6)	1018(76)	1317(84)	1620(96.9)	1486(80.3)

注：a 表示有缺失；伴随疾病展示的是"有"的情况的数据和比例；并发症展示的是"无"的情况的数据和比例。

b 表示肺癌、大肠癌、胃癌病理类型所统计数据均为占比比较高的相应部位腺癌，乳腺癌病理类型所统计数据为占比比较高的浸润性导管癌，食管癌病理类型所统计数据为占比比较高的鳞状细胞癌，肝癌病理类型所统计数据为占比比较高的肝细胞癌。

括号内数据为百分比。

2. 例均医疗费用

2002—2011 年，北京市肺癌、乳腺癌、大肠癌、食管癌、肝癌、胃癌既往癌症患者例均医疗费用分别为 63 834 元、39 880 元、65 625 元、62 648 元、61 057 元、62 079 元。除乳腺癌以外，其余 5 种癌症的例均医疗费用均男性高于女性。4 组年龄中，肺癌、大肠癌、肝癌 45 ~ 54 岁年龄组患者的例均医疗费用最高，45 岁以下年龄组最低；乳腺癌、食管癌 45 岁以下年龄组患者例均医疗费用最高，65 岁及 65 岁以上年龄组最低；胃癌 65 岁及 65 岁以上年龄组患者例均医疗费用最高，45 岁以下年龄组最低。6 种癌症中，肺癌、乳腺癌、大肠癌、胃癌北京患者例均医疗费用均高于外地患者；食管癌、肝癌外地患者例均医疗费用均高于北京患者。从医院类型来看，6 种癌症中，肺癌、乳腺癌、胃癌综合医院的例均医疗费用均高于专科医院，其他 3 种则恰好相反。肺癌、食管癌Ⅱ期费用均最高，Ⅳ期费用均最低；乳腺癌、肝癌Ⅳ期费用均最高，乳腺癌Ⅰ期费用最低，肝癌Ⅲ期费用最低；大肠癌、胃癌Ⅲ期费用均最高，Ⅰ期费用均最低；肝癌Ⅳ期费用最高。显而易见，6 种癌症就诊次数越多，例均医疗费用越高。其中肺癌就诊 4 次及 4 次以上的患者例均医疗费用最高，达 129 177 元。更多信息见表 3。

表3 6种既往癌症患者例均医疗费用：总体及亚组分析

变量	肺癌 例均费用 2002—2011，元，均值（95% CI）	乳腺癌 例均费用 2002—2011，元，均值（95% CI）	大肠癌 例均费用 2002—2011，元，均值（95% CI）	食管癌 例均费用 2002—2011，元，均值（95% CI）	肝癌 例均费用 2002—2011，元，均值（95% CI）	胃癌 例均费用 2002—2011，元，均值（95% CI）
合计	63 834 (59 329~68 339)	39 880 (37 398~42 363)	65 625 (62 465~68 786)	62 648 (58 835~66 461)	61 057 (58 081~64 033)	62 079 (58 746~65 412)
性别						
男	58 471 (55 209~61 734)	—	62 930 (59 679~66 181)	56 644 (54 184~59 103)	59 542 (56 768~62 316)	58 252 (55 277~61 227)
女	52 208 (47 835~56 582)	34 957 (33 116~36 798)	56 169 (53 020~59 318)	54 764 (50 783~58 746)	50 931 (46 713~55 148)	55 994 (52 238~59 750)
年龄						
<45	50 506 (40 740~60 271)	38 090 (34 080~42 099)	49 310 (43 370~55 250)	68 663 (52 008~85 317)	51 010 (45 823~56 196)	55 655 (4 8622~62 688)
45~54	62 537 (55 752~69 322)	34 346 (31 160~37 531)	65 415 (59 348~71 482)	56 930 (52 003~61 857)	63 425 (58 924~67 926)	55 702 (50 582~60 821)
55~64	57 167 (52 794~61 540)	37 282 (33 438~41 126)	59 837 (55 355~64 318)	60 091 (56 659~63 523)	60 276 (55 697~64 855)	57 730 (53 626~61 833)
≥65	54 188 (50 262~58 113)	28 659 (25 072~32 247)	60 211 (56 924~63 498)	51 935 (48 836~55 034)	51 619 (47 376~55 861)	58 483 (54 632~62 333)
地区						
北京	57 007 (53 422~60 592)	35 498 (33 204~37 792)	61 566 (58 395~64 737)	50 503 (47 263~53 743)	56 633 (53 239~60 028)	61 175 (57 451~64 899)
外地	55 644 (51 823~59 465)	34 016 (30 914~37 117)	57 314 (54 095~60 533)	60 420 (57 722~63 117)	57 832 (54 653~61 011)	53 855 (50 998~56 713)

（续）

变量	肺癌 例均费用 2002—2011, 元, 均值 (95% CI)	乳腺癌 例均费用 2002—2011, 元, 均值 (95% CI)	大肠癌 例均费用 2002—2011, 元, 均值 (95% CI)	食管癌 例均费用 2002—2011, 元, 均值 (95% CI)	肝癌 例均费用 2002—2011, 元, 均值 (95% CI)	胃癌 例均费用 2002—2011, 元, 均值 (95% CI)
医院类型						
综合	57 236 (52 373~62 098)	35 420 (32 537~38 302)	58 104 (53 828~62 380)	43 649 (40 066~47 232)	48 850 (44 785~52 916)	58 354 (53 810~62 898)
专科	55 815 (52 802~58 828)	34 697 (32 315~37 078)	60 635 (57 997~63 273)	63 106 (60 660~65 551)	62 051 (59 271~64 830)	56 893 (54 270~59 517)
临床分期						
I	60 303 (54 986~65 620)	27 278 (24 525~30 030)	52 136 (47 150~57 123)	64 257 (58 645~69 870)	60 487 (49 105~71 869)	53 797 (49 561~58 032)
II	64 320 (53 931~74 710)	39 816 (36 437~43 194)	65 309 (60 709~69 909)	66 305 (62 422~70 188)	59 939 (52 901~66 977)	58 480 (53 437~63 523)
III	56 618 (50 980~62 256)	42 483 (37 190~47 777)	72 178 (67 547~76 809)	63 528 (59 719~67 337)	58 273 (54 261~62 285)	71 949 (67 020~76 878)
IV	56 587 (51 437~61 736)	42 902 (34 169~51 634)	67 511 (59 930~75 093)	62 238 (53 592~70 885)	62 059 (54 535~69 582)	54 115 (48 506~59 724)
就诊次数						
1	35 781 (33 804~37 757)	17 857 (16 746~18 968)	45 754 (43 876~47 632)	46 141 (44 148~48 134)	35 972 (33 399~38 546)	45 220 (43 135~47 305)
2	57 542 (51 789~63 294)	34 177 (31 111~37 243)	71 772 (66 015~77528)	67 048 (61 409~72 687)	51 148 (47 547~54 748)	70 061 (63 327~76 796)
3	69 129 (63 855~74 404)	49 078 (42 539~55 618)	70 944 (61 266~80 622)	82 510 (75 733~89 287)	72 556 (68 040~77 072)	78 110 (68 092~88 128)
4 +	129 177 (120 646~137 708)	78 496 (74 055~82 937)	116 319 (108 562~124 075)	107 279 (95 388~119 170)	104 420 (97 734~111 105)	113 167 (104 654~121 680)

3. 既往癌症患者例均医疗费用：2002—2011 年总体趋势及相关因素分析

6 种癌症例均医疗费用 10 年的总体变化趋势是波动性上涨，其中乳腺癌 10 年的例均医疗费用均为最低。肺癌、乳腺癌、大肠癌、食管癌、肝癌、胃癌的例均医疗费用分别从 2002 年的 37 146 元、21 452 元、35 695 元、33 562 元、33 152 元、32 951 元上涨至 2011 年的 77 099 元、49 054 元、78 024 元、74 958 元、69 337 元、78 847 元（表 4 和图 1）。

6 种癌症患者平均就诊次数 10 年的总体变化趋势是上涨的。肺癌、乳腺癌、大肠癌、食管癌、肝癌、胃癌的每例患者平均就诊次数分别从 2002 年的 1.3 次、1.3 次、1.1 次、1.1 次、1.8 次、1.3 次上涨至 2011 年的 2.9 次、3.4 次、3 次、2.2 次、2.2 次、2.5 次。更多信息见表 4 和图 2。

6 种癌症患者次均医疗费用 10 年的变化趋势：肺癌、乳腺癌、大肠癌总体上有所下降，分别从 2002 年的 28 302 元、16 441 元、32 617 元下降至 2011 年的 26 962 元、14 293 元、26 446 元；食管癌、肝癌和胃癌总体上有所上升，分别从 2002 年的 29 555 元、18 851 元、26 221 元上涨至 2011 年的 34 496 元、31 077 元、31 609 元。更多信息见表 4 和图 3。

6 种癌症患者的平均住院天数 10 年的总体变化趋势是下降的。肺癌、乳腺癌、大肠癌、食管癌、肝癌、胃癌患者的平均住院天数从 2002 年的 38 天、40.3 天、32.7 天、30.4 天、18.8 天、30.3 天下降至 2011 年的 14.8 天、12.6 天、9.6 天、15.8 天、13.3 天、14.3 天。更多信息见表 4 和图 4。

6 种癌症患者的日均医疗费用 10 年的变化趋势是上涨的。肺癌、乳腺癌、大肠癌、食管癌、肝癌、胃癌的日例医疗费用分别从 2002 年的 744 元/日、408 元/日、996 元/日、971 元/日、1000 元/日、864 元/日上涨至 2011 年的 1628 元/日、1117 元/日、2766 元/日、1817 元/日、2472 元/日、2024 元/日。更多信息见表 4 和图 5。

表 4　2002—2011 年 6 种既往癌症患者费用及相关因素分析（单位：元）

变量	部位	2002	2003	2004	2005	2006	2007	2008	2009	2010	2011
例均医疗费用	肺	37 146	35 654	44 110	43 484	47 428	43 067	53 091	74 338	80 132	77 099
	乳腺	21 452	18 775	19 354	29 492	32 558	34 875	39 183	39 789	47 521	49 054
	大肠	35 695	42 634	46 807	49 941	52 315	63 963	50 769	76 529	72 232	78 024
	食管	33 562	39 862	40 911	45 483	50 940	49 366	61 663	67 942	77 455	74 958
	肝	33 152	39 526	52 812	52 764	54 716	51 453	53 817	68 314	66 822	69 337
	胃	32 951	44 717	46 502	41 334	52 781	50 318	55 734	78 973	69 720	78 847
平均就诊次数	肺	1.3	1.3	1.6	1.5	1.6	1.8	2.1	2.9	3	2.9
	乳腺	1.3	1.3	1.4	1.7	2	2.2	2.6	3.1	3.3	3.4
	大肠	1.1	1.4	1.4	1.4	1.5	1.7	1.3	2.9	3.1	3
	食管	1.1	1.3	1.3	1.3	1.4	1.6	1.6	1.7	2.1	2.2
	肝	1.8	1.8	2.5	2.3	2.3	2.1	2.1	2.8	2.5	2.2
	胃	1.3	1.2	1.5	1.3	1.4	1.5	1.8	2.3	2.5	2.5

（续）

变量	部位	2002	2003	2004	2005	2006	2007	2008	2009	2010	2011
次均医疗费用	肺	28 302	27 689	27 898	29 085	29 710	24 361	25 138	26 053	26 331	26 962
	乳腺	16 441	15 020	14 165	17 026	16 279	16 197	15 039	12 973	14 421	14 293
	大肠	32 617	31 210	34 369	35 672	35 685	38 652	38 585	26 437	23 526	26 446
	食管	29 555	31 182	31 911	35 759	36 790	31 030	37 846	40 196	37 577	34 496
	肝	18 851	22 278	21 533	23 370	23 354	24 619	26 048	24 569	27 176	31 077
	胃	26 221	38 870	31 362	32 840	36 444	34 413	30 694	34 777	28 067	31 609
日均医疗费用	肺	744	841	817	909	1074	1007	1110	1421	1583	1628
	乳腺	408	459	591	744	774	1032	1045	1050	1121	1117
	大肠	996	987	939	1121	1316	1468	1923	2213	1922	2766
	食管	971	1018	1199	1377	1413	1386	1420	1675	1875	1817
	肝	1000	1219	1429	1522	1540	1587	1685	1957	2164	2472
	胃	864	1015	1210	1578	1347	1632	1672	2171	1921	2024
平均住院天数	肺	38	32.9	34.2	32.2	27.7	24.2	22.6	16.7	15.2	14.8
	乳腺	40.3	32.7	24	22.9	21	15.7	14.4	11.9	12.6	12.6
	大肠	32.7	31.6	36.6	31.8	27.1	26.3	20.1	14.3	12.3	9.6
	食管	30.4	30.6	26.6	26	26	22.4	26.7	21	16.2	15.8
	肝	18.8	18.3	15.1	15.4	15.2	15.5	15.5	13.3	13.4	13.3
	胃	30.3	38.3	25.9	20.8	27	21.1	18.4	15.6	14.1	14.3

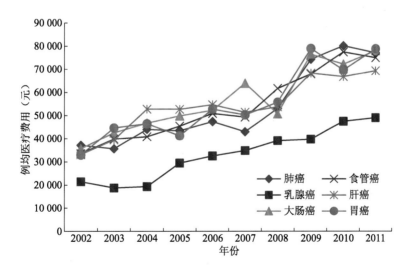

图 1　2002—2011 年既往 6 种癌症患者例均医疗费用总体趋势

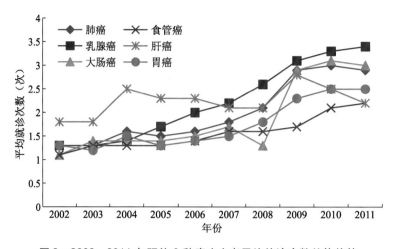

图 2　2002—2011 年既往 6 种癌症患者平均就诊次数总体趋势

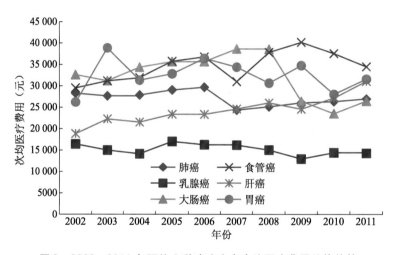

图 3　2002—2011 年既往 6 种癌症患者次均医疗费用总体趋势

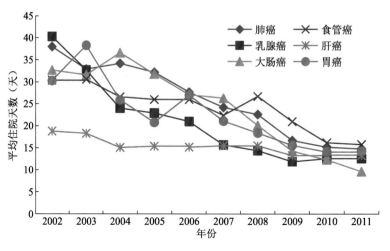

图 4　2002—2011 年既往 6 种癌症患者平均住院天数总体趋势

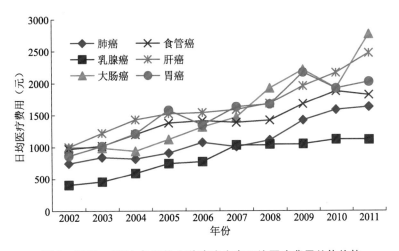

图5 2002—2011 年既往 6 种癌症患者日均医疗费用总体趋势

4. 既往癌症患者例均医疗费用：2002—2011 年亚组趋势分析

6 类癌症患者无论男性还是女性，患者例均医疗费用 10 年的总体变化趋势均是上涨的。其中，肺癌男性患者例均医疗费用均高于女性；大肠癌除 2007 年和 2009 年，其他 8 年大肠癌男性患者例均医疗费用均高于女性；食管癌除 2002 年、2003 年、2005 年、2007 年、2011 年这 5 年，其他 5 年男性患者例均医疗费用均略高于女性；肝癌除 2010 年，其余年份男性患者例均医疗费用均高于女性患者；胃癌除 2005 年、2006 年、2009 年、2010 年、2011 年这 5 年，其余 5 年男性患者例均医疗费用均略高于女性。更多信息见表 5 和图 6。

表5 2002—2011 年 6 种既往癌症不同性别患者例均医疗费用总体趋势（单位：元）

种类	性别	2002	2003	2004	2005	2006	2007	2008	2009	2010	2011
肺癌	男	42 857	35 990	44 952	48 026	51 009	44 854	53 387	76 318	83 756	78 601
	女	27 629	34 849	41 670	35 954	40 166	39 446	52 583	69 999	73 082	74 611
乳腺癌	女	21 452	18 775	19 354	29 492	32 558	34 875	39 183	39 789	47 521	49 054
大肠癌	男	39 093	42 912	47 058	56 325	53 959	63 227	52 796	74 766	77 964	83 484
	女	31 429	42 402	46 295	43 677	50 357	64 637	48 671	79 233	66 438	70 130
食管癌	男	32 734	37 107	42 247	42 902	54 372	49 089	62 161	69 492	79 165	74 559
	女	36 225	44 967	37 906	51 309	40 034	50 262	60 463	63 238	73 180	76 316
肝癌	男	36 263	42 023	54 060	53 809	56 658	54 225	56 903	70 283	66 615	73 404
	女	26 240	33 421	47 472	47 846	48 503	46 527	47 556	62 004	67 355	59 034
胃癌	男	34 841	47 443	48 817	40 753	51 432	52 347	58 337	78 781	67 935	75 786
	女	30 095	40 443	43 337	42 436	54 384	47 613	51 437	79 266	73 223	87 512

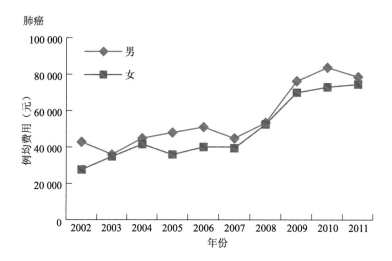

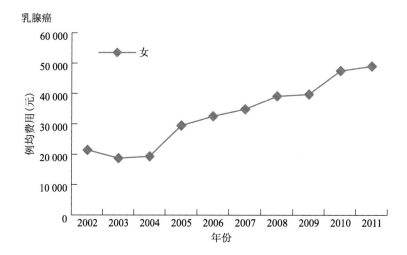

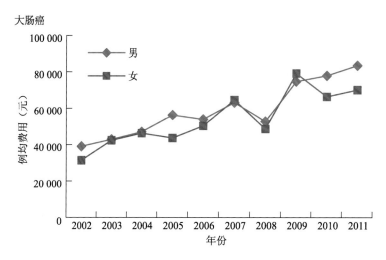

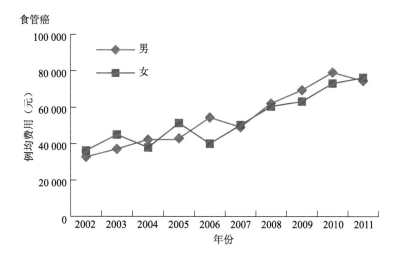

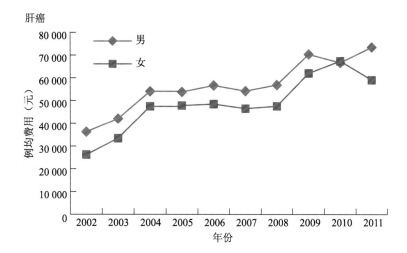

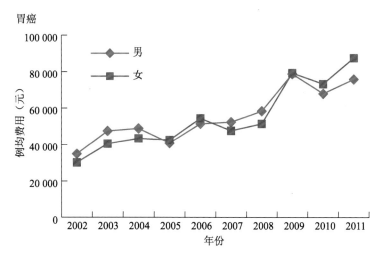

图 6 2002—2011 年 6 种既往癌症不同性别患者例均医疗费用总体趋势

6 种癌症例均医疗费用 4 个年龄组 10 年的总体变化趋势均为波动性上涨，但未体现出费用存在明显的年龄组差别。更多信息见表 6 和图 7。

表6 2002—2011 年 6 种既往癌症不同年龄组患者例均医疗费用总体趋势（单位：元）

种类	年龄	2002	2003	2004	2005	2006	2007	2008	2009	2010	2011
肺癌	<45	23 380	25 964	48 820	69 239	53 523	45 157	48 345	74 584	90 519	54 660
	45~54	48 633	34 320	45 709	45 606	59 226	44 390	71 614	80 030	93 616	80 629
	55~64	44 194	38 025	47 961	40 028	49 186	35 451	52 788	76 290	69 601	77 065
	≥65	28 683	36 180	41 572	38 463	40 123	47 663	48 967	69 320	81 791	77 851
乳腺癌	<45	19 589	20 220	20 540	32 004	37 755	33 605	53 341	45 539	47 492	55 367
	45~54	22 484	17 994	19 139	30 088	32 250	31 162	38 193	38 441	53 241	52 185
	55~64	27 965	18 977	17 518	25 624	35 911	52 960	31 469	37 918	45 226	46 160
	≥65	13 483	18 401	19 385	28 212	19 752	24 443	31 730	37 557	40 449	40 031
大肠癌	<45	38 927	41 101	40 729	40 951	48 668	48 497	44 094	58 291	62 926	64 478
	45~54	32 595	50 738	56 413	52 370	62 361	77 017	48 362	77 726	72 941	101 769
	55~64	30 993	43 723	52 739	51 464	53 259	53 033	54 466	88 455	69 134	67 721
	≥65	38 451	38 991	41 352	50 651	49 364	68 634	52 345	73 243	75 743	79 634
食管癌	<45	41 424	41 693	38 805	60 267	47 526	35 439	93 759	67 772	73 754	135 616
	45~54	32 421	38 633	39 605	46 255	58 816	45 234	63 555	57 137	90 035	78 670
	55~64	33 843	37 653	46 534	49 122	54 101	55 690	66 125	78 333	80 836	73 348
	≥65	33 361	41 102	35 831	42 069	44 144	47 655	53 910	65 284	70 800	70 978
肝癌	<45	27 533	43 601	61 324	46 627	56 241	51 801	60 947	54 048	46 063	56 210
	45~54	46 343	42 461	53 983	58 845	56 357	64 550	58 306	71 602	73 733	83 150
	55~64	31 605	46 055	49 217	59 342	57 394	49 188	51 396	73 679	75 485	67 478
	≥65	23 166	32 282	49 459	44 285	48 885	42 244	48 814	66 380	61 125	63 343
胃癌	<45	31 322	47 780	37 994	30 164	57 290	55 522	44 149	95 262	59 576	84 041
	45~54	33 310	43 445	48 894	30 399	63 396	42 037	59 383	83 634	64 685	67 992
	55~64	35 154	54 103	53 271	43 766	39 510	55 816	56 045	68 854	68 515	72 910
	≥65	32 077	39 611	43 582	46 291	51 492	46 443	55 971	81 043	74 541	84 423

肺癌

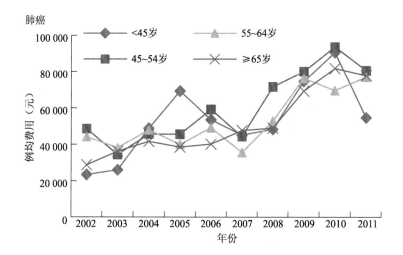

乳腺癌

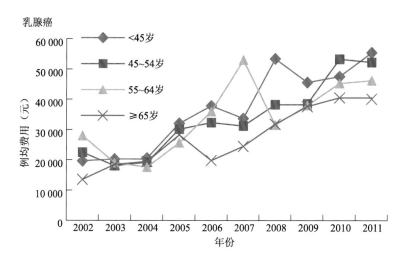

大肠癌

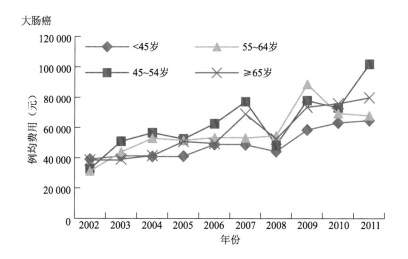

食管癌

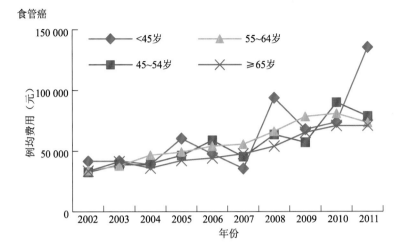

肝癌

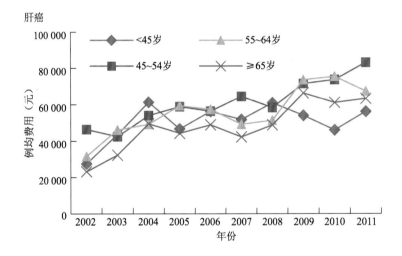

胃癌

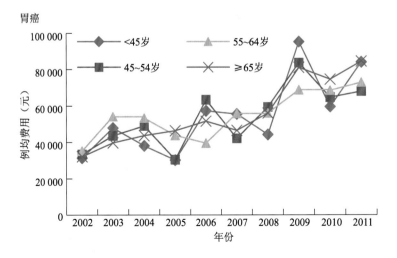

图7 2002—2011年6种既往癌症患者不同年龄例均医疗费用总体趋势

　　6 种癌症北京与外地患者例均医疗费用 10 年的总体变化趋势均是上涨的；每种癌症除个别年份外，总体上并未体现出外地患者例均医疗费用高于北京本地的趋势。更多信息见表 7 和图 8。

表 7　2002—2011 年 6 种既往癌症本地、外地患者例均医疗费用总体趋势（单位：元）

部位	地区	2002	2003	2004	2005	2006	2007	2008	2009	2010	2011
肺	北京	35 734	35 942	44 543	39 836	43 290	41 024	53 411	77 364	81 579	83 840
	外地	39 100	35 332	43 016	49 325	53 057	45 601	52 458	70 159	77 798	69 888
乳腺	北京	24 662	19 851	20 094	26 756	33 190	38 712	37 739	37 595	50 781	48 498
	外地	15 561	16 827	17 829	34 416	31 403	28 326	42 237	43 852	39 958	49 861
大肠	北京	35 956	44 871	49 210	47 658	49 298	61 994	48 644	76 184	77 831	86 025
	外地	35 353	38 874	42 739	52 868	55 911	66 273	53 692	77 045	64 201	66 971
食管	北京	35 936	41 118	35 238	42 673	44 665	49 890	46 360	64 906	62 572	71 475
	外地	32 046	38 526	46 301	47 759	56 319	49 004	72 465	69 420	90 985	77 333
肝	北京	26 717	39 178	53 665	52 955	57 491	50 947	49 090	67 715	63 338	73 808
	外地	39 618	40 029	50 829	52 543	51 034	52 182	57 304	68 943	71 677	65 031
胃	北京	34 278	49 295	44 674	44 020	54 321	47 573	64 107	84 772	73 792	82 690
	外地	31 779	40 220	47 404	39 437	51 293	52 677	50 274	71 924	64 659	75 332

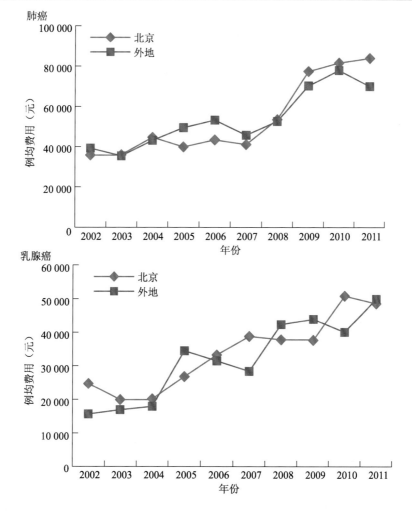

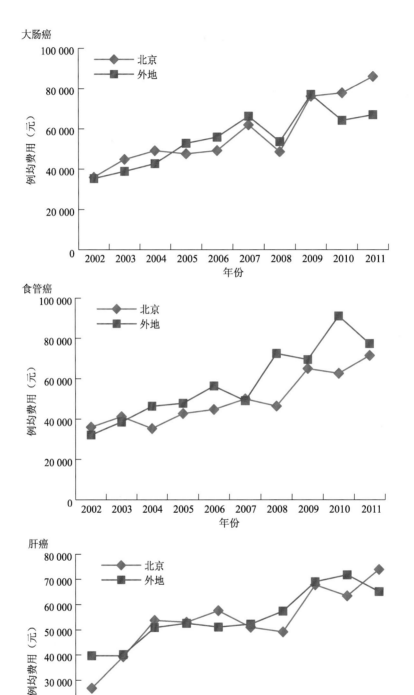

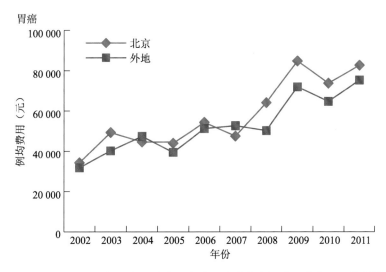

图 8　2002—2011 年 6 种既往癌症本地、外地患者例均医疗费用总体趋势

　　6 种癌症患者例均医疗费用在专科医院和综合医院的总体变化趋势是上涨的。肺癌除 2009—2011 年 3 年，其余 7 年专科医院患者的例均医疗费用均高于综合医院；乳腺癌 2002—2004 年、2007—2009 年和 2011 年专科医院患者的例均医疗费用高于综合医院；大肠癌除 2010 年和 2011 年，其余 8 年专科医院患者的例均医疗费用均高于综合医院；食管癌、肝癌专科医院患者 10 年的例均医疗费用均高于综合医院；除 2008 年、2010 年和 2011 年这 3 年，其余年份专科医院胃癌患者的例均医疗费用均高于综合医院。更多信息见表 8 和图 9。

表 8　2002—2011 年 6 种既往癌症不同医院类型患者例均医疗费用总体趋势（单位：元）

部位	医院类型	2002	2003	2004	2005	2006	2007	2008	2009	2010	2011
肺	专科	44 548	37 716	49 793	50 396	53 289	46 329	61 024	73 355	71 814	66 204
	综合	20 864	29 116	37 776	30 450	34 497	35 584	44 216	75 897	89 780	91 390
乳腺	专科	23 115	19 245	19 847	29 477	29 920	39 466	45 098	40 558	44 619	49 262
	综合	15 840	17 764	18 423	29 525	38 920	25 311	26 678	38 842	51 129	48 806
大肠	专科	36 984	44 121	53 676	57 367	58 209	71 003	53 531	80 716	71 469	68 773
	综合	31 923	38 750	33 068	35 088	40 864	48 274	44 272	70 284	73 325	90 241
食管	专科	37 401	46 164	48 689	52 187	60 907	54 572	75 559	73 584	90 280	83 620
	综合	20 624	29 183	26 494	32 077	31 755	37 730	37 181	57 646	59 373	64 313
肝	专科	38 191	46 854	57 151	62 201	62 580	59 939	61 225	70 860	71 065	70 098
	综合	24 492	27 382	43 855	32 671	37 559	35 695	37 428	64 015	61 956	68 130
胃	专科	35 288	45 476	48 530	43 856	57 293	54 721	54 302	80 909	66 730	76 161
	综合	27 285	42 797	41 611	35 495	42 755	39 752	59 249	76 339	72 906	82 361

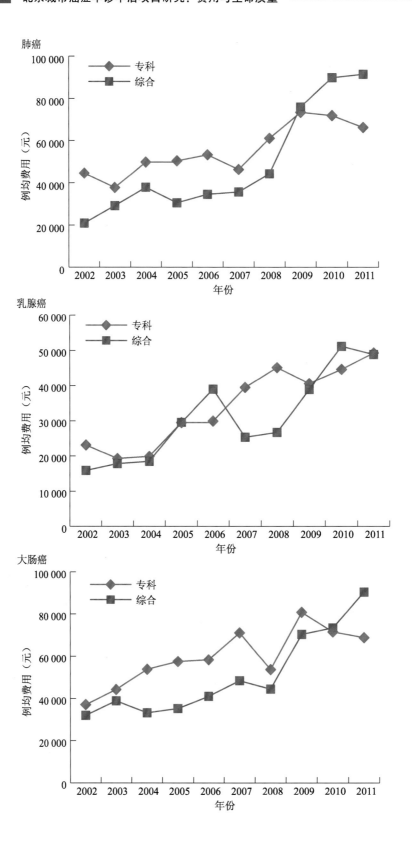

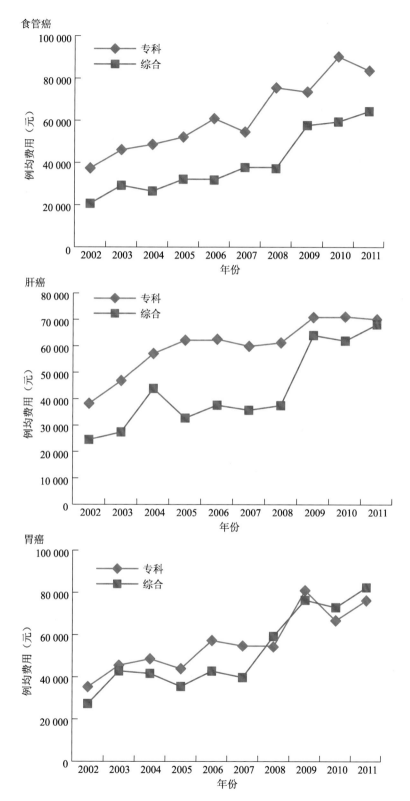

图9 2002—2011 年 6 种既往癌症不同医院类型患者例均医疗费用总体趋势

6 种癌症不同分期患者例均医疗费用 10 年的总体变化趋势均为波动性上涨，但未体现出费用存在明显的分期差别。更多信息见表 9 和图 10。

表 9　2002—2011 年 6 种既往癌症不同分期患者例均医疗费用总体趋势（单位：元）

种类	分期	2002	2003	2004	2005	2006	2007	2008	2009	2010	2011
肺癌	I	42 245	34 005	36 146	46 025	57 694	41 994	47 473	77 120	77 777	66 048
	II	43 509	27 429		42 134	45 380	41 992		76 412	117 054	83 547
	III	36 294	40 520	50 095	53 907	46 393	40 989	46 961	65 458	81 830	82 240
	IV	50 770	38 926	42 465	50 099	48 335	47 268	70 235	79 790	73 945	68 143
乳腺癌	I	18 351	14 854	17 131	24 659	19 364	21 046	36 743	35 800	37 851	34 963
	II	22 227	20 912	25 556	29 337	41 551	45 529	41 506	38 951	50 021	55 254
	III	21 982	18 588	16 311	36 989	29 017	45 118	54 104	53 547	62 878	57 653
	IV	38 572	29 217	23 438	32 619	37 505	28 971	53 115	34 515	52 395	72 543
大肠癌	I	34 079	31 544	60 241	47 238	50 675	49 675	49 165	64 809	46 959	79 734
	II	35 870	45 143	60 686	62 864	48 690	77 454	57 768	71 274	77 943	84 480
	III	32 889	47 574	56 000	56 685	69 639	70 394	54 336	91 416	86 005	84 406
	IV	45 344	48 636	38 421	62 259	59 842	77 697	46 593	93 586	75 130	101 153
食管癌	I	36 910	40 981	39 653	44 239	60 117	57 270	52 690	79 702	82 159	80 255
	II	41 846	46 431	51 105	52 292	59 796	53 972	83 635	79 679	92 960	88 929
	III	34 996	42 775	50 486	57 875	57 955	61 105	64 108	73 928	89 739	90 867
	IV	36 392	60 090	39 196	40 814	67 974	33 972	96 490	63 326	69 035	71 727
肝癌	I	19 042		50 334	52 148	93 426	37 619	37 831	43 295	90 319	74 101
	II	34 246	33 556	52 256	54 653	60 193	45 850	58 762	80 902	87 642	85 500
	III	40 395	42 841	60 337	53 280	63 504	64 418	59 959	71 635	89 950	84 709
	IV	39 611	67 741	71 635	51 920	53 327	59 977	59 932	69 849	74 670	71 339
胃癌	I	32 853	30 357	41 582	46 858	51 032	54 097	50 130	82 324	66 017	85 576
	II	30 701	58 382	45 062	46 750	62 504	49 869	54 624	84 690	71 406	79 341
	III	39 370	50 182	51 950	49 590	64 321	58 994	56 170	90 195	87 368	96 837
	IV	39 126	46 600	49 615	34 995	44 389	49 162	57 843	79 413	65 843	65 998

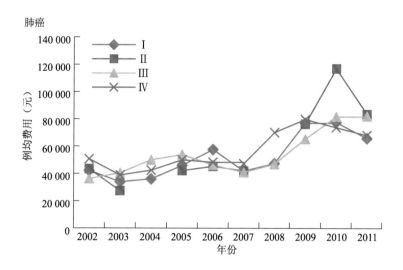

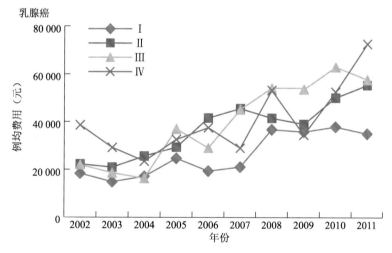

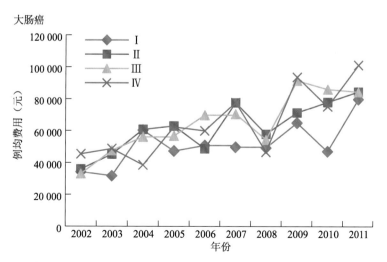

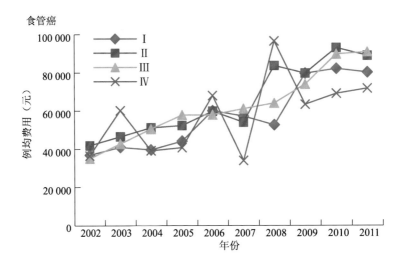

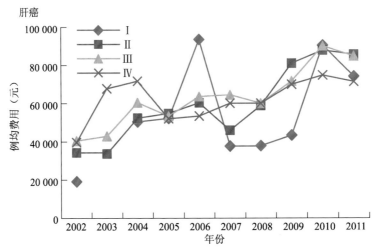

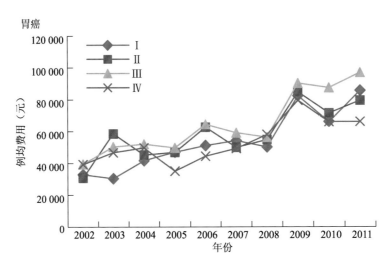

图 10 2002—2011 年 6 种既往癌症不同分期患者例均医疗费用总体趋势

　　肺癌单纯手术治疗患者次均医疗费用 10 年的总体变化趋势是波动性上涨，从 2002 年的 29 799 元涨至 2011 年的 51 203 元；单纯放疗患者次均医疗费用 10 年的总体变化趋势是波动性上涨，从 2002 年的 39 703 元上涨至 2011 年的 57 389 元，其中 2002—2004 年、2005—2008 年、2009—2010 年均有比较明显的下降；单纯化疗患者次均医疗费用 10 年的总体变化趋势是下降的，从 2002 年的 29 951 元降至 2011 年的 18 687 元；手术 + 化疗患者次均医疗费用从 2002 年的 32 812 元降至 2003 年的 20 970 元后，涨至 2005 年的 84 581 元，2007 年降至 31 512 元，2008 年小幅上涨后又降至 2009 年的 25 329 元，2010 年涨至 57 022 元；放疗 + 化疗患者次均医疗费用从 2002 年的 45 043 元涨至 2005 年的 144 732 元，在降至 2007 年的 30 160 元后，又有所上涨，涨至 2010 年的 100 095 元，2011 年有所回落，降至 57 406 元；对症治疗患者次均医疗费用 10 年的总体变化趋势是上涨的，从 2002 年的 12 430 元涨至 2010 年的 28 114 元，2011 年有所下降，降至 21 483 元；其他治疗方案患者的次均医疗费用波动性上涨，从 2002 年的 21 065 元涨至 2011 年的 26 751 元。

　　乳腺癌单纯手术治疗患者的次均医疗费用从 2002 年的 15 500 元涨至 2011 年的 17 723 元；单纯放疗患者的次均医疗费用从 2002 年的 21 683 元降至 2006 年的 17 720 元，后波动性地下降至 2010 年的 7948 元，2011 年上涨至 18 140 元；单纯化疗患者的次均医疗费用 10 年的总体变化趋势是下降的，从 2002 年的 20 948 元降至 2011 年的 11 107 元，其中 2009 年费用为 10 年最低，为 9495 元；手术 + 化疗患者的次均医疗费用 10 年的总体变化趋势是下降的，从 2002 年的 30 759 元降至 2004 年的 16 176 元，后上涨至 2006 年的 29 858 元，又开始下降，降至 2009 年的 14 088 元，之后有所上涨，涨至 2011 年的 16 330 元；放疗 + 化疗患者的次均医疗费用从 2002 年的 31 431 元涨至 2006 年的 50 288 元，2008 年下降至 12 471 元后，2011 年上涨至 35 006 元（数据缺失较多）；对症治疗患者次均医疗费用从 2002 年的 10 631 元下降至 2004 年的 5527 元，后涨至 2007 年的 30 566 元，2008 年又比较明显地降至 12 005 元，之后逐渐上涨，涨至 2011 年的 22 893 元；其他治疗患者的次均医疗费用从 2002 年的 9030 元上涨至 2006 年的 21 277 元，后有所下降，降至 2008 年的 9947 元，之后逐渐上涨，涨至 2011 年的 25 332 元。

　　大肠癌单纯手术治疗患者的次均医疗费用 10 年的总体变化趋势是上涨的，从 2002 年的 34 499 元涨至 2011 年的 59 099 元；单纯放疗患者的次均医疗费用从 2002 年的 26 985 元下降至 2008 年的 7816 元，2010 年大幅度上涨至 38 889 元，后下降至 2011 年的 14 687 元；单纯化疗患者的次均医疗费用从 2002 年的 25 871 元上涨至 2004 年的 31 910 元，之后逐渐下降至 2011 年的 13 755 元；手术 + 化疗患者的次均医疗费用从 2002 年的 31 260 元上涨至 2004 年的 99 290 元，后有所下降，降至 2011 年的 57 147 元；放疗 + 化疗患者的次均医疗费用从 2002 年的 11 947 元上涨至 2005 年的 61 904 元，之后有所下降，降至 2008 年的 25 928 元，2009 年上涨至 8 年中最高，为 79 752 元（2010 年、2011 年数据缺失）；对症治疗患者的次均医疗费用从 2002 年的 25 127 元下降至 2008 年的 19 152 元，2009 年大幅度上涨至 80 751 元，之后逐渐下降，降至 2011 年的 12 935 元；其他治疗患者的次均医疗费用从 2002 年的 39 266 元下降至 2005 年的 15 208 元，2006 年有所上涨，2007 年又大幅下降，降至 6056 元，后又较为明显地上涨，涨至 2011 年的 15 554 元。

　　食管癌单纯手术治疗患者的次均医疗费用 10 年的总体变化趋势是上涨的，从 2002 年的 33 574 元上涨至 2011 年的 65 326 元；单纯放疗患者的次均医疗费用从 2002 年的 25 480

元波动性上涨至 2011 年的 35 947 元；单纯化疗患者的次均医疗费用从 2002 年的 19 546 元下降至 2011 年的 14 797 元；手术 + 化疗患者的次均医疗费用从 2002 年的 46 914 元上涨至 2008 年的 147 269 元，后下降至 2009 年的 11 023 元，经 2010 年上涨后，2011 年下降至 20 613 元；放疗 + 化疗患者的次均医疗费用从 2002 年的 49 140 元波动性地下降至 2008 年的 29 433 元，后逐渐上涨至 2011 年的 104 350 元；对症治疗患者的次均医疗费用从 2002 年的 11 579 元降至 2004 年的 8657 元，后上涨至 2009 年的 43 664 元，之后逐渐下降，降至 2011 年的 16 080 元；其他治疗患者的次均医疗费用从 2002 年的 36 453 元波动性地下降至 2008 年的 36 318 元，2009 年较为明显地下降至 16 364 元，之后逐渐上涨，涨至 2011 年的 45 518 元。

肝癌单纯手术治疗患者的次均医疗费用 10 年的总体变化趋势是上涨的，从 2002 年的 35 488 元波动性地上涨至 2011 年的 68 833 元；从仅收集到的 4 年数据来看，单纯放疗患者的次均医疗费用从 2002 年的 23 422 元上涨至 2006 年的 39 602 元；单纯化疗患者的次均医疗费用从 2002 年的 24 885 元波动性地上涨至 2005 年的 46 055 元，后波动性地下降至 2011 年的 19 026 元；从仅收集到的 4 年数据来看，手术 + 化疗患者次均医疗费用从 2004 年的 14 602 元上涨至 2011 年的 38 162 元；对症治疗患者的次均医疗费用从 2002 年的 11 827 元波动性地上涨至 2011 年的 25 389 元；其他治疗患者的次均医疗费用从 2002 年的 18 735 元上涨至 2011 年的 29 203 元。除 2005 年，其余 9 年肝癌单纯手术治疗患者的次均医疗费用均高于其他治疗方案。

胃癌单纯手术治疗患者的次均医疗费用 10 年的总体变化趋势是上涨的，从 2002 年的 31 070 元波动性地上涨至 2011 年的 66 832 元；从仅收集到的 4 年数据来看，单纯放疗患者的次均医疗费用从 2007 年的 12 768 元上涨至 2011 年的 67 223 元；单纯化疗患者的次均医疗费用从 2002 年的 21 982 元波动性地下降至 2011 年的 14 571 元；手术 + 化疗患者的次均医疗费用从 2002 年的 37 247 元上涨至 2004 年的 82 420 元，后有所下降，降至 2008 年的 37 606 元，后上涨至 2011 年的 64 461 元；从仅收集到的 4 年数据来看，放疗 + 化疗患者的次均医疗费用从 2003 年的 43 771 元上涨至 2007 年的 88 774 元，2011 年降至 20 442 元；对症治疗患者的次均医疗费用 10 年的整体变化趋势是上涨的，从 2002 年的 16 812 元上涨至 2011 年的 21 865 元；其他治疗患者的次均医疗费用从 2002 年的 13 156 元波动性地下降至 2008 年的 7914 元，后上涨至 2011 年的 37 699 元。更多信息见表 10 和图 11。

表 10　2002—2011 年 6 种既往癌症不同治疗方案患者次均费用总体趋势（单位：元）

种类	治疗方案	2002	2003	2004	2005	2006	2007	2008	2009	2010	2011
肺癌	单纯手术	29 799	33 097	42 748	32 931	46 132	33 521	39 352	41 478	46 817	51 203
	单纯放疗	39 703	25 396	17 979	44 396	42 950	30 039	23 168	50 140	36 036	57 389
	单纯化疗	29 951	26 087	27 779	28 320	29 901	25 442	27 660	20 134	19 327	18 687
	手术 + 化疗	32 812	20 970	38 436	84 581		31 512	35 600	25 329	57 022	
	放疗 + 化疗	45 043	41 851		144 732	69 620	30 160	30 355	79 670	100 095	57 406
	对症治疗	12 430	21 590	24 551	14 575	19 271	20 674	24 038	28 074	28 114	21 483
	其他	21 065	31 218	21 761	19 460	11 242	16 786	30 070	24 765	20 372	26 751

（续）

种类	治疗方案	2002	2003	2004	2005	2006	2007	2008	2009	2010	2011
乳腺癌	单纯手术	15 500	13 127	12 456	15 476	14 976	15 612	14 925	17 209	17 289	17 723
	单纯放疗	21 683	20 648	23 422	27 008	17 720	24 457	23 877	29 261	7948	18 140
	单纯化疗	20 948	16 653	11 993	15 228	12 749	13 280	13 897	9495	11 660	11 107
	手术＋化疗	30 759	20 121	16 176	19 712	29 858	26 566	25 644	14 088	17 368	16 330
	放疗＋化疗	31 431	23 607			50 288		12 471			35 006
	对症治疗	10 631	15 577	5527	9385	9509	30 566	12 005	12 759	19 046	22 893
	其他	9030	8084	18 081	20 293	21 277	20 473	9947	14 298	14 947	25 332
大肠癌	单纯手术	34 499	34 189	38 621	43 114	43 083	53 171	49 003	54 496	46 888	59 099
	单纯放疗	26 985	25 272	33 033	21 851	21 130	13 638	7816		38 889	14 687
	单纯化疗	25 871	26 887	31 910	24 174	22 556	20 377	15 589	16 735	12 840	13 755
	手术＋化疗	31 260	62 774	99 290		95 532			49 466	54 058	57 147
	放疗＋化疗	11 947	39 050	41 160	61 904	49 558	52 484	25 928	79 752		
	对症治疗	25 127	11 010	12 263	15 364	14 478	13 828	19 152	80 751	29 325	12 935
	其他	39 266	37 864	16 322	15 208	26 353	6056		14 676	18 345	15 554
食管癌	单纯手术	33 574	42 727	46 049	47 983	47 639	45 800	52 661	64 749	68 889	65 326
	单纯放疗	25 480	26 801	27 361	47 863	41 759	33 968	39 816	33 318	46 904	35 947
	单纯化疗	19 546	21 616	15 497	21 499	19 526	16 484	24 000	14 538	14 633	14 797
	手术＋化疗	46 914	57 035	36 065				147 269	11 023	46 654	20 613
	放疗＋化疗	49 140	47 738	38 479	64 233	48 254	47 001	29 433	59 889	89 857	104 350
	对症治疗	11 579	8749	8657	11 359	21 898	12 047	19 283	43 664	17 069	16 080
	其他	36 453	22 414	27 268	16 031	16 218	25 249	36 318	16 364	16 877	45 518
肝癌	单纯手术	35 488	38 705	45 691	42 105	58 757	51 935	46 943	48 734	65 956	68 833
	单纯放疗	23 422		21 989	42 777	39 602					
	单纯化疗	24 885	35 985	31 968	46 055	33 456	21 064		21 685	23 306	19 026
	手术＋化疗			14 602					39 157	32 456	38 162
	对症治疗	11 827	15 979	21 757	21 866	18 677	16 450	22 759	37 156	22 381	25 389
	其他	18 735	21 114	18 462	20 998	20 444	22 286	23 350	23 665	29 109	29 203
胃癌	单纯手术	31 070	42 005	43 470	45 032	49 457	51 767	53 203	69 221	61 247	66 832
	单纯放疗						12 768		11 507	21 052	67 223
	单纯化疗	21 982	41 829	20 145	14 575	26 152	23 780	14 835	13 618	12 227	14 571
	手术＋化疗	37 247	53 638	82 420	78 117		43 812	37 606	52 726	48 694	64 461
	放疗＋化疗		43 771			58 506	88 774				20 442
	对症治疗	16 812	24 756	16 727	14 309	19 694	19 256	22 712	36 747	26 935	21 865
	其他	13 156	13 227	7061	10 386	9842	9399	7914	37 687	31 127	37 699

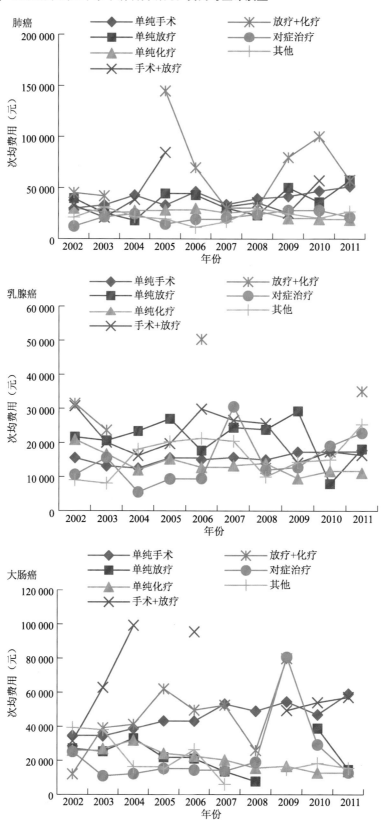

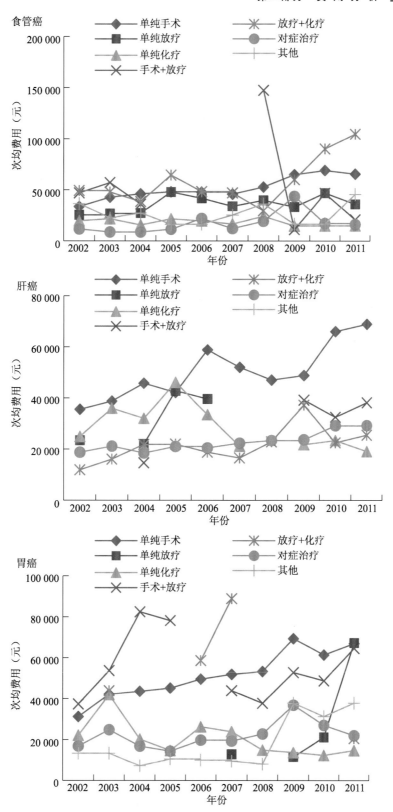

图11 2002—2011年6种既往癌症不同治疗方案患者次均费用总体趋势

5. 既往癌症患者例均医疗费用：总费用内部构成分析

肺癌患者医疗费用构成中，药品费所占比例最大，10 年均超过总费用的 40%，其次为治疗费。从医疗费用构成的变化趋势来看，药品费所占比例先下降后上涨，其中 2010 年达到 10 年最高，为 65%。更多信息见表 11 和图 12。

乳腺癌患者医疗费用构成中，药品费用所占比例最大，10 年均超过总费用的 44%。从医疗费用构成的变化趋势来看，药品费所占比例从 2002 年的 56.42% 上涨至 2010 年的 66.5%，2011 年稍有下降，降至 61.24%。更多信息见表 11 和图 13。

大肠癌患者医疗费用构成中，药品费用所占比例最大，10 年均超过总费用的 49%。从医疗费用构成的变化趋势来看，药品费所占比例从 2002 年的 51.3% 上涨到 2011 年的 57.55%。更多信息见表 11 和图 14。

食管癌患者医疗费用构成中，药品费用所占比例最大，10 年均超过总费用的 42%。从医疗费用构成的变化趋势来看，药品费所占比例从 2002 年的 45.89% 上涨至 2011 年的 48.6%。更多信息见表 11 和图 15。

肝癌患者医疗费用构成中，药品费用所占比例最大，10 年均超过总费用的 50%。从医疗费用构成的变化趋势来看，治疗费、手术费所占比例上升，药品费、检查费、床位费所占比例下降，药品费所占比例从 2002 年的 59.61% 下降至 2011 年的 50.12%，治疗费所占比例从 2002 年的 13.32% 上涨至 2011 年的 18.35%。更多信息见表 11 和图 16。

胃癌患者医疗费用构成中，药品费用所占比例最大，除 2005 年外，其余年份均超过总费用的 51%。从医药费用构成的变化趋势来看，药品费所占比例从 2002 年的 51.17% 上涨至 2011 年的 55.4%。更多信息见表 11 和图 17。

表 11 2002—2011 年 6 种既往癌症费用内部构成比较（单位:%）

种类	年份	药品费	治疗费	化验费	检查费	手术费	床位费	诊查费	护理费	其他
肺癌										
	2002	58.81	15.88	4.89	6.38	2.04	4.68	0.43	0.46	6.42
	2003	59.55	15.51	5.81	6.89	2.56	4.22	0.32	0.47	4.67
	2004	60.36	11.72	6.78	5.64	1.06	4.66	0.74	0.84	8.19
	2005	54.08	15.69	6.27	6.91	2.81	4.95	0.96	0.96	7.38
	2006	49.45	21.68	6.47	6.56	2.78	4.99	0.84	0.87	6.37
	2007	40.88	26.31	6.61	6.07	4.98	5.05	0.75	1.09	8.26
	2008	41.35	23.12	7.21	4.01	8.23	3.63	0.74	0.95	10.76
	2009	64.87	9.98	5.27	4.29	2.52	3.24	0.47	0.65	8.71
	2010	65.03	13.54	4.95	4.14	2.56	2.16	0.41	0.68	6.52
	2011	59.50	13.46	5.37	4.24	3.91	3.07	0.42	0.89	9.14
乳腺癌										
	2002	56.42	8.98	6.81	7.35	5.00	5.95	0.63	0.71	8.15

（续）

种类	年份	药品费	治疗费	化验费	检查费	手术费	床位费	诊查费	护理费	其他
	2003	48.44	12.50	8.54	8.55	6.34	5.40	0.66	0.74	8.81
	2004	44.29	10.97	9.52	10.23	7.79	5.05	0.63	1.02	10.50
	2005	59.16	6.51	7.72	6.77	4.95	4.55	0.95	0.96	8.43
	2006	61.49	5.39	6.86	6.87	4.26	4.57	0.93	0.96	8.66
	2007	64.15	6.11	6.11	5.48	3.41	3.89	0.67	0.78	9.39
	2008	64.55	6.09	5.78	5.06	3.22	3.72	0.59	0.72	10.27
	2009	59.94	9.23	7.80	5.16	4.45	4.21	0.60	0.71	7.89
	2010	66.50	6.70	5.70	4.96	4.82	4.83	0.53	0.76	5.21
	2011	61.24	10.43	6.70	5.33	4.39	4.86	0.57	0.79	5.68
大肠癌										
	2002	51.30	17.46	5.40	5.14	3.82	3.31	0.37	0.62	12.59
	2003	52.14	15.84	5.91	5.60	3.26	4.11	0.26	0.33	12.55
	2004	52.34	15.03	6.31	5.98	3.77	3.72	0.32	0.40	12.12
	2005	53.26	11.71	6.17	5.86	3.83	3.56	0.62	0.74	14.24
	2006	52.37	10.84	5.49	5.12	3.84	4.65	0.75	0.82	16.13
	2007	49.22	13.81	5.51	4.32	4.43	4.81	0.71	0.98	16.19
	2008	49.21	15.99	5.97	4.23	5.64	2.48	0.40	0.71	15.36
	2009	60.85	15.91	5.18	2.60	4.41	2.49	0.33	0.68	7.54
	2010	60.82	13.63	5.39	2.69	6.79	2.38	0.37	0.71	7.21
	2011	57.55	14.01	5.50	2.72	8.38	2.17	0.28	0.72	8.67
食管癌										
	2002	45.89	20.23	4.45	5.81	5.45	3.12	0.31	0.80	13.93
	2003	49.22	17.63	5.07	5.61	3.90	2.80	0.40	0.53	14.85
	2004	47.12	19.54	5.49	6.72	5.97	2.27	0.35	0.45	12.07
	2005	44.27	15.55	5.62	7.34	5.56	2.85	0.57	0.73	17.52
	2006	46.56	13.45	4.56	6.16	4.25	3.62	0.58	0.67	20.16
	2007	42.03	17.45	4.83	5.64	6.31	2.99	0.55	0.87	19.31
	2008	48.06	13.06	4.70	5.25	5.10	2.80	0.51	0.82	19.72
	2009	47.32	18.32	5.21	3.98	7.20	2.17	0.38	0.88	14.53
	2010	48.48	16.37	4.46	3.81	7.26	1.71	0.37	0.76	16.79
	2011	48.60	18.81	4.68	3.91	5.53	2.10	0.40	0.78	15.18
肝癌										
	2002	59.61	13.32	6.21	9.03	1.52	3.30	0.32	0.50	6.21

（续）

种类	年份	药品费	治疗费	化验费	检查费	手术费	床位费	诊查费	护理费	其他
	2003	60.66	13.17	6.64	7.20	1.04	2.88	0.32	0.39	7.70
	2004	61.39	15.37	6.61	7.78	0.92	2.46	0.34	0.38	4.76
	2005	59.42	14.18	6.08	9.06	1.20	2.16	0.49	0.53	6.87
	2006	60.73	14.07	6.02	7.46	1.52	2.43	0.48	0.54	6.75
	2007	56.23	16.92	6.85	5.79	2.14	3.41	0.63	0.72	7.32
	2008	60.53	13.89	6.10	5.39	1.77	2.27	0.46	0.58	9.01
	2009	53.08	21.10	6.10	5.63	1.23	1.69	0.37	0.51	10.28
	2010	54.52	19.54	6.38	4.05	2.23	2.04	0.34	0.54	10.39
	2011	50.12	18.35	6.11	3.65	3.47	1.87	0.31	0.49	15.64
胃癌										
	2002	51.17	18.10	5.57	4.79	4.19	3.14	0.39	0.59	12.07
	2003	55.61	15.29	5.63	5.43	2.95	4.29	0.27	0.85	9.68
	2004	51.42	17.81	6.07	5.26	4.48	2.63	0.33	0.41	11.58
	2005	48.08	14.57	6.33	6.04	3.99	2.91	0.50	0.69	16.90
	2006	52.77	13.04	5.31	4.81	3.93	3.44	0.52	0.60	15.59
	2007	52.80	14.06	4.85	3.96	4.06	3.94	0.68	0.81	14.85
	2008	52.52	14.11	5.61	4.69	5.35	3.14	0.48	0.67	13.43
	2009	55.77	15.01	6.14	3.33	5.57	2.47	0.35	0.62	10.74
	2010	58.57	13.02	6.00	3.23	7.18	2.64	0.41	0.82	8.11
	2011	55.40	13.14	5.39	3.25	7.20	2.45	0.36	0.74	12.07

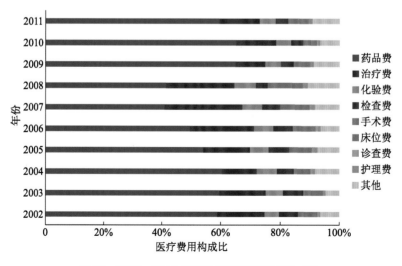

图12　2002—2011年既往肺癌患者费用构成比

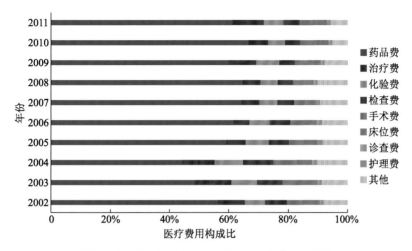

图 13 2002—2011 年既往乳腺癌患者费用构成比

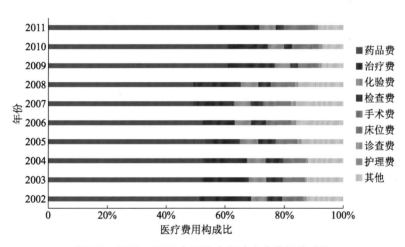

图 14 2002—2011 年既往大肠癌患者费用构成比

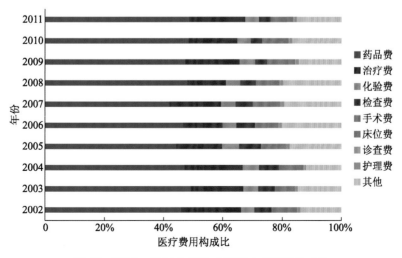

图 15 2002—2011 年既往食管癌患者费用构成比

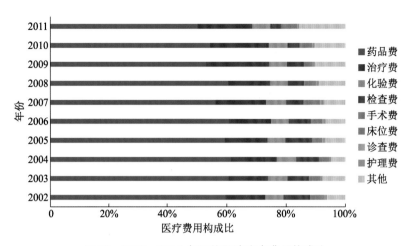

图 16 2002—2011 年既往肝癌患者费用构成比

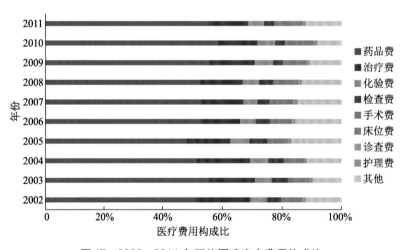

图 17 2002—2011 年既往胃癌患者费用构成比

　　药占比是指药品费用占全部医疗费用的比例。肺癌的药占比从 2002 年的 58.81% 小幅度上涨至 2004 年的 60.36%，后逐渐下降至 2007 年的 40.88%，之后较为明显地上涨至 2010 年的 65.03%，2011 年下降至 59.5%；乳腺癌的药占比从 2002 年的 56.42% 下降至 2004 年的 44.29%，后逐渐上涨至 2008 年的 64.55%，2009 年有所下降，2010 年上涨至 10 年最高，为 66.5%，2011 年有所下降，为 61.24%；大肠癌的药占比从 2002 年的 51.3% 上涨至 2011 年的 57.55%，其中 2008—2009 年有较大幅度的上涨；食管癌的药占比从 2002 年的 45.89% 波动性地下降至 2007 年的 42.03%，后逐渐上涨至 2011 年的 48.6%；肝癌的药占比 10 年变化趋势是下降的，从 2002 年的 59.61% 波动性地下降至 2011 年的 50.12%；胃癌的药占比从 2002 年的 51.17% 稍有上涨后下降至 2005 年的 48.08%，后逐渐上涨至 2011 年的 55.4%。更多信息见表 12 和图 18。

表 12　2002—2011 年 6 种癌症药占比变化趋势（单位:%）

种类	2002	2003	2004	2005	2006	2007	2008	2009	2010	2011
肺癌	58.81	59.55	60.36	54.08	49.45	40.88	41.35	64.87	65.03	59.50
乳腺癌	56.42	48.44	44.29	59.16	61.49	64.15	64.55	59.94	66.50	61.24
大肠癌	51.30	52.14	52.34	53.26	52.37	49.22	49.21	60.85	60.82	57.55
食管癌	45.89	49.22	47.12	44.27	46.56	42.03	48.06	47.32	48.48	48.60
肝癌	59.61	60.66	61.39	59.42	60.73	56.23	60.53	53.08	54.52	50.12
胃癌	51.17	55.61	51.42	48.08	52.77	52.80	52.52	55.77	58.57	55.40

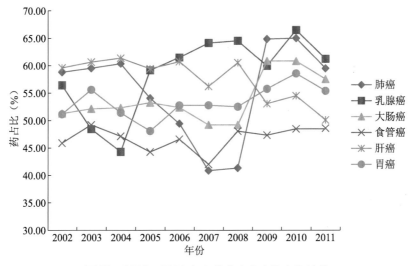

图 18　2002—2011 年 6 种癌症药占比变化趋势

四、癌前患者医疗费用分析结果

1. 基本情况

本研究所收集的北京市 2002—2011 年既往癌前病变有效病例 1290 例，肺部、乳腺、大肠、食管、肝部、胃部（以下除非特别说明，其余情况下提及"6 个部位"的顺序均按此顺序）癌前病变病例分别为 206 例、232 例、229 例、129 例、227 例、218 例。除乳腺癌前病变外，男性比例分别为 62.1%、58.1%、68.2%、64.8%、66.1%。6 个部位癌前病变病例的平均年龄分别为 64 岁、43.9 岁、56 岁、60.9 岁、52.3 岁、56.5 岁，其中肺部癌前病变 45～54 岁年龄组的患者比例较大，为 54.4%；乳腺癌前病变 45 岁以下患者比例较大，为 49.6%，其次为 55～64 岁年龄组；大肠癌前病变各年龄组的病例分布较为均匀，相对较多的是 45～54 岁年龄组；食管癌前病变 45～54 岁年龄组的病例比例较大，为 41.9%；肝部癌前病变各年龄组的病例分布较为均匀，相对较多的是 45 岁以下年龄组；胃部癌前病变 45～54 岁、55～64 岁年龄组所占比例均较大，均为 29.8%，其次为 65 岁及以上年龄组，即 45 岁以上病例占了绝大多数。病例的地区分布中，6 部位癌前病变均为北京患者多于外地患者，北京患者比例分别为 75.7%、79.3%、73.8%、69.8%、80.2%、72.5%。6 种癌前病变的病例绝大多数来自城六区，城六区病例数占北京病例数的比例分别为 80.8%、83.7%、88.2%、85.6%、91.2%、93%。6 种癌前病变综合医院的病例较多，占比均超过一半，分别为 60.7%、59.9%、61.6%、62.8%、60.4%、64.2%。6 种癌前病变中，肺部、食管、肝部、胃部分别有 91.3%、79.8%、58.1%、34.4% 的病例被诊断为其他疾病，其中肺部的其他疾病多为肺部炎症、食管的其他疾病多为食管炎症或增生、肝部的其他疾病多为肝部增生、胃部的其他疾病多为胃部炎症、乳腺有 48.3% 的病例被诊断为良性上皮增生、大肠有 49.8% 的病例被诊断为腺瘤。6 种癌前病变患者就诊次数的中位数均为 1 次，就诊次数为 1 次的病例比例分别为 94.2%、99.6%、89.5%、93%、81.1%、94%。6 种癌前病变患者的住院天数中位数分别为 8.5 天、6 天、8 天、8 天、10天、7 天。治疗方案中，肺部、食管、肝部癌前病变对症支持的患者最多，分别占61.8%、47.8%、50.3%；乳腺、大肠癌前病变单纯手术的患者最多，分别占 94%、51%；胃部癌前病变其他治疗的患者最多，占 53%。肺部、乳腺、大肠、食管、肝部、胃部癌前病变患者有伴随疾病的病例比例分别为 72.3%、26.5%、59.9%、69.3%、79.8%、75.3%，无并发症的病例比例分别为 64.9%、68.8%、93.9%、89.2%、44.5%、77.2%。更多信息见表 13。

表 13　6 种癌前病变调查对象基本信息（单位：例）

变量	结果					
	肺 (206 例)	乳腺 (232 例)	大肠 (229 例)	食管 (129 例)	肝 (227 例)	胃 (218 例)
性别						
男性	128(62.1)	—	133(58.1)	88(68.2)	147(64.8)	144(66.1)
女性	78(37.9)	232(100)	96(41.9)	41(31.8)	80(35.2)	74(33.9)
年龄，岁，均值±标准差	64.0 ± 13.36	43.9 ± 12.26	56.0 ± 14.279	60.9 ± 13.312	52.3 ± 15.254	56.5 ± 12.802
年龄，岁						
<45	20(9.7)	115(49.6)	47(20.5)	15(11.6)	67(29.5)	32(14.7)
45~54	112(54.4)	15(6.5)	72(31.4)	54(41.9)	46(20.3)	65(29.8)
55~64	27(13.1)	86(37.1)	51(22.3)	26(20.2)	57(25.1)	65(29.8)
≥65	47(22.8)	15(6.5)	59(25.8)	34(26.4)	56(24.7)	56(25.7)
缺失		1			1	
地区，n(%)						
北京	156(75.7)	184(79.3)	169(73.8)	90(69.8)	182(80.2)	158(72.5)
城六区	126(80.8)	154(83.7)	149(88.2)	77(85.6)	166(91.2)	147(93)
郊区	30(19.2)	30(16.3)	20(11.8)	13(14.4)	16(8.8)	11(7)
外地	49(23.8)	48(20.7)	60(26.2)	39(30.2)	45(19.8)	60(27.5)

（续）

变量	结果					
	肺 （206 例）	乳腺 （232 例）	大肠 （229 例）	食管 （129 例）	肝 （227 例）	胃 （218 例）
医院类型，n（%）						
综合医院	125（60.7）	139（59.9）	141（61.6）	81（62.8）	137（60.4）	140（64.2）
专科医院	81（39.3）	93（40.1）	88（38.4）	48（37.2）	90（39.6）	78（35.8）
病理诊断[a,b]，n（%）	188（91.3）	112（48.3）	114（49.8）	103（79.8）	132（58.1）	75（34.4）
就诊次数，中位数（P5 ~ P95）	1（1 ~ 2）	1（1 ~ 1）	1（1 ~ 2）	1（1 ~ 2）	1（1 ~ 3）	1（1 ~ 2）
就诊次数						
1	194（94.2）	231（99.6）	205（89.5）	120（93）	184（81.1）	205（94）
2	12（5.8）	1（0.4）	24（10.5）	9（7）	43（18.9）	13（6）
住院天数，中位数（P25 ~ P75）	8.5（14 ~ 22）	6（8 ~ 12）	8（14 ~ 20）	8（14 ~ 22）	10（16 ~ 22）	7（10 ~ 15）
治疗方案[a]						
单纯手术	20（8.9）	220（94）	134（51）	45（32.6）	58（20）	54（23.3）
单纯化疗	6（2.7）	2（0.9）	0	3（2.2）	0	0
对症支持	139（61.8）	7（3）	84（31.9）	66（47.8）	146（50.3）	55（23.7）
其他	60（26.7）	5（2.1）	45（17.1）	24（17.4）	86（29.7）	123（53）
伴随疾病，n（%）	162（72.3）	62（26.5）	154（59.9）	95（69.3）	213（79.8）	174（75.3）
并发症，n（%）	146（64.9）	161（68.8）	247（93.9）	124（89.2）	129（44.5）	179（77.2）

注：a 表示有缺失；伴随疾病展示的是"有"的情况的数据和比例；并发症展示的是"无"的情况的数据和比例。

b 表示肺部、食管、肝部、胃部病例类型所统计数据均为占比比较高其他疾病。

括号内数据为百分比。

2. 例均医疗费用

2002—2011 年 10 年期间，北京市肺部、乳腺、大肠、食管、肝部、胃部既往癌前病变患者例均医疗费用分别为 13 176 元、4114 元、14 220 元、21 116 元、22 422 元、10 913元。除乳腺癌前病变以外，肺部、食管、肝部和胃部癌前病变男性患者例均医疗费用高于女性，大肠癌前病变女性患者例均医疗费用高于男性；肺部、大肠、食管、肝部、胃部癌前病变男性患者例均医疗费用分别为 13 658 元、13 307 元、21 403 元、22 793 元、11 113元；6 种癌前病变女性患者中，乳腺癌前病变例均医疗费用最低，为 4114 元，肝部癌前病变例均医疗费用最高，为 21 741 元。45 岁以下、45 ~ 54 岁、55 ~ 64 岁、65 岁及 65 岁以上4个年龄组中，肺部癌前病变55～64岁年龄组患者的例均医疗费用最高，为14 215元，其次为65岁及65岁以上年龄组，为13 902元，45～54岁年龄组患者例均医疗费用最低，为10 173元；乳腺癌前病变65岁及65岁以上年龄组患者例均医疗费用最高，为5856元，其次为55～64岁年龄组，为5015元，45岁以下年龄组患者例均医疗费用最低，为3767元；大肠癌前病变65岁及65岁以上年龄组患者例均医疗费用最高，为16 117元，其次为55～64岁年龄组，为14 515元，45岁以下年龄组患者例均医疗费用最低，为11 593元；食管癌前病变55～64岁年龄组患者例均医疗费用最高，为25 800元，其次为65岁及65岁以上年龄组，为23 264元，45岁以下年龄组患者例均医疗费用最低，为10 590元；肝部癌前病变45岁以下年龄组患者例均医疗费用最高，为27 576元，其次为45～54岁年龄组，为24 918元，55～64岁年龄组患者例均医疗费用最低，为17 653元；胃部癌前病变55～64岁年龄组患者例均医疗费用最高，为11 879元，其次为45岁以下年龄组，为10 763元，45～54岁年龄组患者例均医疗费用最低，为10 523元。6种癌前病变中，乳腺、大肠、食管、肝部和胃部癌前病变外地患者的例均医疗费用均高于北京患者，这5个部位癌前病变外地患者的例均医疗费分别为5251元、18 072元、31 664元、29 863元、16 226元；肺部癌前病变北京患者的例均医疗费用为13 413元，高于外地患者。6种癌前病变专科医院患者例均医疗费用均高于综合医院，专科医院患者例均医疗费用分别为13 838元、4330元、22 916元、32 878元、31 699元、16 207元。乳腺癌前病变所收集的病例中无就诊次数为2次及2次以上的，其他5种（肺部、大肠、食管、肝部、胃部）癌前病变显然就诊次数越多，例均医疗费用越高。其中食管癌前病变就诊2次及2次以上的患者例均医疗费用最高，达58 996元。更多信息见表14。

3. 既往癌前病变患者例均医疗费用：2002—2011年总体趋势及相关因素分析

肺部、乳腺、食管、肝部、胃部癌前病变患者例均医疗费用10年的总体变化趋势是波动性上涨，大肠癌前病变患者例均医疗费用10年的总体变化趋势是下降的，乳腺癌前病变10年的例均医疗费用均为最低。肺部癌前病变的患者例均医疗费用从2002年的6789元波动性地上涨至2008年的15 218元，2009年下降至10 254元，后逐渐上涨至2011年的20 807元；乳腺癌前病变的患者例均医疗费用从2002年的4048元上涨至2011年的5003元；大肠癌前病变的患者例均医疗费用从2002年的8814元逐渐上涨至2007年的20 190元，后逐渐下降至2011年的7530元；食管癌前病变的患者例均医疗费用从2002年的10 070元波动性地上涨至2008年的31 910元，2009年较为明显地下降至11 802元，2010年较为明显地上涨至44 431元，2011年稍有下降至40 101元；肝部癌前病变的患者例均医疗费用从2002年地12 554元上涨至2003年的19 641元，后下降至2005年的13 475元，之后较为明显地上涨至2008年的27 851元，2009年有所下降后，又较为明显地上涨至2011年的32 831元；胃部癌前病变的患者例均医疗费用从2002年的6806元上涨至2003年的11 525元，后降至2004年的4604元，之后逐渐上涨，涨至2009年的13 081元，2010年有所下降后，2011年较为明显地上涨至21 618元。更多信息见表15和图19。

肺部癌前病变患者平均就诊次数从2002年的1.1次上涨至2005年的1.3次，后降至2006年的1.1次，2007—2010年一直保持1次，2011年涨至1.3次；乳腺癌前病变患者平均就诊次数2002—2006年一直保持为1次，2007年涨至1.1次，之后2008—2011年下

表14 6种既往癌前病变患者例均医疗费用：总体及亚组分析

变量	肺 例均费用 2002—2011，元， 均值（95% CI）	乳腺 例均费用 2002—2011，元， 均值（95% CI）	大肠 例均费用 2002—2011，元， 均值（95% CI）	食管 例均费用 2002—2011，元， 均值（95% CI）	肝 例均费用 2002—2011，元， 均值（95% CI）	胃 例均费用 2002—2011，元， 均值（95% CI）
合计	13 176 （11 481～14 872）	4114 （3704～4524）	14 220 （12 383～16 056）	21 116 （16 210～26 022）	22 422 （19 921～24 923）	10 913 （9036～12 789）
性别						
男	13 658 （11 559～15 756）	—	13 307 （10 821～15 793）	21 403 （15 186～27 620）	22 793 （19 477～26 109）	11 113 （8744～13 483）
女	12 387 （9473～15 300）	4114 （3704～4524）	15 484 （12 746～18 223）	20 499 （12 362～28 636）	21 741 （18 011～25 470）	10 522 （7396～13 648）
年龄						
<45	10 728 （5658～15 799）	3767 （3349～4184）	11 593 （7824～15 363）	10 590 （5775～15 405）	27 576 （22 951～32 201）	10 763 （6897～14 628）
45～54	10 173 （7381～12 966）	4130 （3693～4566）	13 620 （9883～17 357）	16 600 （9279～23 921）	24 918 （19 309～30 527）	10 523 （6690～14 355）
55～64	14 215 （10 986～17 443）	5015 （3607～6422）	14 515 （11 072～17 958）	25 800 （12 955～38 645）	17 653 （13 275～22 031）	11 879 （8006～15 752）
≥65	13 902 （11 286～16 518）	5856 （680～11 031）	16 117 （12 354～19 881）	23 264 （15 371～31 158）	17 915 （12 549～23 282）	10 544 （7089～13 998）

（续）

变量	肺 例均费用 2002—2011，元，均值 (95% CI)	乳腺 例均费用 2002—2011，元，均值 (95% CI)	大肠 例均费用 2002—2011，元，均值 (95% CI)	食管 例均费用 2002—2011，元，均值 (95% CI)	肝 例均费用 2002—2011，元，均值 (95% CI)	胃 例均费用 2002—2011，元，均值 (95% CI)
地区						
北京	13 413 (11 406~15 421)	3817 (3377~4258)	12 852 (10 873~14 831)	16 545 (12 001~21 089)	20 582 (17 963~23 201)	8895 (7557~10 233)
外地	12 485 (9215~15 754)	5251 (4247~6256)	18 072 (13 869~22 276)	31 664 (19 512~43 816)	29 863 (23 218~36 508)	16 226 (10 481~21 970)
医院类型						
综合	12 747 (10 614~14 880)	3969 (3359~4580)	8792 (7205~10 380)	14 145 (10 361~17 930)	16 328 (13 628~19 028)	7963 (6859~9066)
专科	13 838 (11 002~16 675)	4330 (3858~4802)	22 916 (19 560~26 272)	32 878 (21 875~43 882)	31 699 (27 540~35 857)	16 207 (11 510~20 904)
就诊次数						
1	12 010 (10 555~13 464)	3963 (3679~4247)	13 304 (11 381~15 227)	18 275 (14 389~22 161)	20 891 (18 092~23 689)	10 767 (8780~12 755)
2+	32 040 (16 815~47 266)	—	22 043 (16 516~27 571)	58 996 (9909~108 082)	29 455 (24 075~34 834)	13 206 (10 085~16 327)

降并保持为 1 次；大肠癌前病变患者平均就诊次数从 2002 年的 1.1 次下降为 2003 年的 1 次，后逐渐上涨至 2007 年的 1.3 次，2008 年有所下降后，2009 年又上涨至 1.3 次，2010 年下降至 1 次后，2011 年上涨至 1.1 次；食管癌前病变患者平均就诊次数 2002—2008 年一直保持为 1 次，后上涨至 2010 年的 1.5 次，2011 年有所下降，降至 1.1 次；肝部癌前病变患者平均就诊次数从 2002 年的 1.2 次下降至 2005 年的 1.1 次，2006 年上涨至 1.6，后下降至 2008 年的 1.2 次，2009 年有所上涨，涨至 1.5 次，后下降至 2011 年的 1.3 次；胃部癌前病变患者平均就诊次数 2002—2005 年一直保持 1 次，后上涨至 2007 年的 1.2 次，之后下降至 2008 年的 1 次，经 2009 年、2010 年上涨后又下降至 1 次。更多信息见表 15 和图 20。

肺部癌前病变患者次均医疗费用从 2002 年的 6223 元上涨至 2008 年的 15 218 元，2009 年下降至 10 254 元，之后逐渐上涨至 2011 年的 15 732 元；乳腺癌前病变患者次均医疗费用从 2002 年的 4048 元上涨至 2011 年的 5003 元；大肠癌前病变患者次均医疗费用从 2002 年的 8350 元上涨至 2007 年的 15 908 元，后逐渐下降至 2011 年的 6661 元；食管癌前病变患者次均医疗费用从 2002 年的 10 070 元波动性地上涨至 2008 年的 31 910 元，2009 年较为明显地下降至 11 064 元，之后上涨至 2011 年的 36 455 元；肝部癌前病变患者次均医疗费用从 2002 年的 10 371 元上涨至 2003 年的 16 498 元，后下降至 2005 年的 12 801 元，后逐渐上涨至 2008 年的 23 007 元，2009 年较为明显地下降至 14 873 元，后逐渐上涨至 2011 年的 25 014 元；胃部癌前病变患者次均医疗费用从 2002 年的 6806 元上涨至 2003 年的 11 001 元，2004 年下降至 4604 元，后上涨至 2009 年的 11 627 元，2010 年明显下降后，2011 年上涨至 21 104 元。更多信息见表 15 和图 21。

肺部癌前病变患者的平均住院日从 2002 年的 18.1 天波动性地下降至 2011 年的 13.8 天；乳腺癌前病变患者的平均住院日从 2002 年的 13.1 天下降至 2009 年的 7.5 天，后逐渐上涨至 2011 年的 9.9 天；大肠癌前病变患者的平均住院日从 2002 年的 15.4 天波动性地上涨至 2007 年的 19.7 天，后波动性地下降至 2011 年的 9.5 天；食管癌前病变患者的平均住院日从 2002 年的 16.7 天上涨至 2004 年的 26.8 天，后波动性地下降至 2009 年的 13.7 天，之后逐渐上涨至 2011 年的 16.1 天；肝部癌前病变患者的平均住院日从 2002 年的 17.9 天波动性地上涨至 2008 年的 22.5 天，后逐渐下降至 2010 年的 16.3 天，2011 年有所上涨，涨至 17.7 天；胃部癌前病变患者的平均住院日从 2002 年的 14.7 天上涨至 2003 年的 17.1 天，后逐渐下降至 2005 年的 10.6 天，2006 年上涨至 14.4 天，后逐渐下降至 2010 年的 9.4 天，2011 年上涨至 11 天。更多信息见表 15 和图 22。

肺部癌前病变患者的日均医疗费用从 2002 年的 344 元波动性地上涨至 2008 年的 1090 元，2009 年较为明显地下降至 797 元，后逐渐上涨至 2011 年的 1138 元；乳腺癌前病变患者的日均医疗费用从 2002 年的 310 元上涨至 2011 年的 507 元；大肠癌前病变患者的日均医疗费用从 2002 年的 541 元波动性地上涨至 2010 年的 970 元，2011 年有所下降，为 701 元；食管癌前病变患者的日均医疗费用从 2002 年的 602 元波动性地上涨至 2008 年的 1725 元，2009 年较为明显地下降至 808 元，后逐渐上涨至 2011 年的 2266 元；肝部癌前病变患者的日均医疗费用从 2002 年的 579 元波动性地上涨至 2007 年的 1107 元，后逐渐下降至 2009 年的 820 元，之后逐渐上涨至 2011 年的 1412 元；胃部癌前病变患者的日均医疗费用从 2002 年的 464 元波动性地上涨至 2009 年的 1093 元，2010 年有所下降后，2011 年上涨至 1919 元。更多信息见表 15 和图 23。

表15 2002—2011年6种既往癌前病变患者费用及相关因素分析

变量	部位	2002	2003	2004	2005	2006	2007	2008	2009	2010	2011
例均医疗费用（元）	肺	6789	10 726	9521	12 134	9467	14 309	15 218	10 254	14 033	20 807
	乳腺	4048	3063	3255	3740	3484	5772	4484	4125	3952	5003
	大肠	8814	11 665	16 649	17 126	18 507	20 190	14 645	15 658	8903	7530
	食管	10 070	11 240	13 119	8640	15 120	10 855	31 910	11 802	44 431	40 101
	肝	12 554	19 641	15 337	13 475	21 593	22 006	27 851	22 633	27 199	32 831
	胃	6806	11 525	4604	4973	6763	8188	6202	13 081	8500	21 618
平均就诊次数（次）	肺	1.1	1	1	1.3	1.1	1	1	1	1	1.3
	乳腺	1	1	1	1	1	1.1	1	1	1	1
	大肠	1.1	1	1.1	1.2	1.2	1.3	1.1	1.3	1	1.1
	食管	1	1	1	1	1	1	1	1.1	1.5	1.1
	肝	1.2	1.2	1.1	1.1	1.6	1.2	1.2	1.5	1.3	1.3
	胃	1	1	1	1	1.1	1.2	1	1.1	1.1	1
次均医疗费用（元）	肺	6223	10 726	9521	9376	8471	13 713	15 218	10 254	14 033	15 732
	乳腺	4048	3063	3255	3740	3484	5270	4484	4125	3952	5003
	大肠	8350	11 665	15 261	13 954	15 660	15 908	13 076	11 949	8903	6661
	食管	10 070	11 240	13 119	8640	15 120	10 855	31 910	11 064	29 620	36 455
	肝	10 371	16 498	13 420	12 801	13 110	18 971	23 007	14 873	20 565	25 014
	胃	6806	11 001	4604	4973	6011	6960	6202	11 627	7556	21 104
日均医疗费用（元）	肺	344	549	432	492	464	677	1090	797	949	1138
	乳腺	310	290	342	401	416	600	600	549	454	507
	大肠	541	722	810	793	859	806	842	770	970	701
	食管	602	600	490	540	734	656	1725	808	1908	2266
	肝	579	903	797	810	755	1107	1024	820	1260	1412
	胃	464	644	363	470	416	555	541	1093	800	1919
平均住院天数（天）	肺	18.1	19.6	22.1	19	18.3	20.3	14	12.9	14.8	13.8
	乳腺	13.1	10.6	9.5	9.3	8.4	8.8	7.5	7.5	8.7	9.9
	大肠	15.4	16.2	18.8	17.6	18.2	19.7	15.5	15.5	9.2	9.5
	食管	16.7	18.7	26.8	16	20.6	16.6	18.5	13.7	15.5	16.1
	肝	17.9	18.3	16.8	15.8	17.4	17.1	22.5	18.1	16.3	17.7
	胃	14.7	17.1	12.7	10.6	14.4	12.6	11.5	10.6	9.4	11

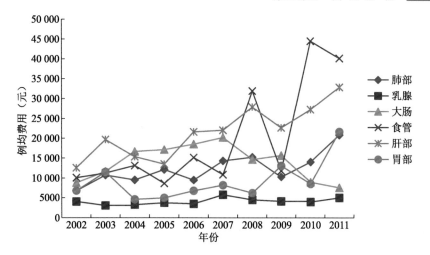

图 19　2002—2011 年 6 种既往癌前病变患者费用总体趋势

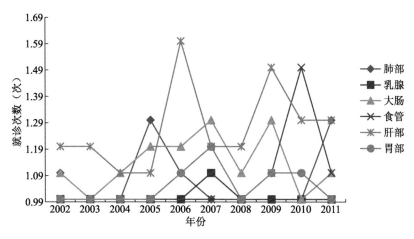

图 20　2002—2011 年既往 6 种癌前病变患者就诊次数总体趋势

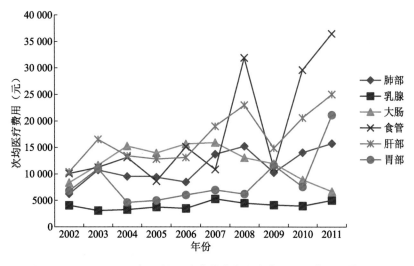

图 21　2002—2011 年既往 6 种癌前病变患者次均医疗费用总体趋势

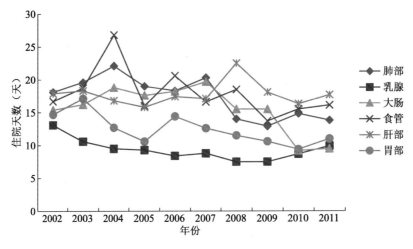

图22　2002—2011年既往6种癌前病变患者住院天数总体趋势

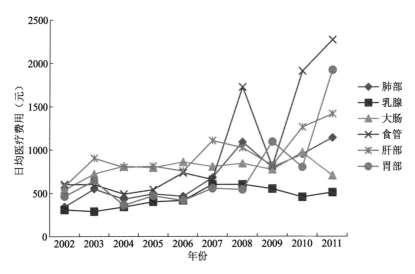

图23　2002—2011年既往6种癌前病变患者日均医疗费用总体趋势

4. 既往癌前病变患者例均医疗费用：2002—2011年亚组趋势分析

肺部癌前病变男性与女性患者例均医疗费用10年的总体变化趋势均是波动性上涨的。男性患者的例均医疗费用从2002年的5021元较为明显地上涨至2003年的13 074元，后波动性地上涨至2008年的16 844元，2009年较为明显地下降至11 110元，后逐渐上涨至2011年的17 374元；女性患者的例均医疗费用从2002年的8262元较为明显地下降为2003年的3681元，后波动性地上涨至2007年的14 166元，之后逐渐下降至2009年的9228元，后逐渐上涨至2011年的27 048元。

乳腺癌前病变女性患者例均医疗费用从2002年的4048元降至2003年的3063元，后波动性地上涨至2007年的5772元，之后逐渐下降至2010年的3952元，2011年有所上涨，为5003元。

　　大肠癌前病变男性与女性患者例均医疗费用 10 年的总体变化趋势均是先上涨后下降。男性患者的例均医疗费用从 2002 年的 6383 元波动性地上涨至 2007 年的 21 709 元，后波动性地下降至 2011 年的 8390 元；女性患者的例均医疗费用从 2002 年的 15 134 元波动性地上涨至 2008 年的 22 559 元，后波动性地下降至 2011 年的 6591 元。

　　食管癌前病变男性与女性患者例均医疗费用 10 年的总体变化趋势均是波动性上涨的。男性患者的例均医疗费用从 2002 年的 11 395 元上涨至 2011 年的 45 863 元，其中 2008 年、2009 年、2010 年和 2011 年均有较大幅度地上涨或下降；女性患者的例均医疗费用从 2002 年的 2122 元上涨至 2011 年的 34 339 元，其中 2006 年、2007 年、2008 年和 2011 年均有较大幅度地上涨或下降。

　　肝部癌前病变男性与女性患者例均医疗费用 10 年的总体变化趋势是波动性地上涨的。男性患者的例均医疗费用从 2002 年的 14 085 元上涨至 2008 年的 33 415 元，后逐渐下降至 2010 年的 24 655 元，2011 年有所上涨，为 37 978 元；女性患者的例均医疗费用从 2002 年的 10 449 元上涨至 2003 年的 25 281 元，后逐渐下降至 2005 年的 5947 元，之后波动性地上涨至 2010 年的 30 288 元，2011 年有所下降，为 26 998 元。

　　胃部癌前病变男性与女性患者例均医疗费用 10 年的总体变化趋势均是上涨的。男性患者的例均医疗费用从 2002 年的 5421 元上涨至 2003 年的 12 133 元，2004 年下降至 4767 元后波动性地上涨至 2009 年的 12 389 元，2010 年较为明显地下降后，2011 年上涨至 24 063 元；女性患者的例均医疗费用从 2002 年的 12 002 元逐渐下降至 2004 年的 4115 元后，开始逐渐上涨，涨至 2009 年的 14 092 元，2010 年有较为明显地下降后，2011 年上涨至 16 354 元。

　　更多信息见表 16 和图 24。

表 16　2002—2011 年 6 种既往癌前病变不同性别患者例均医疗费用总体趋势（单位：元）

部位	性别	2002	2003	2004	2005	2006	2007	2008	2009	2010	2011
肺	男	5021	13 074	11 441	13 683	10 608	14 440	16 844	11 110	14 653	17 374
	女	8262	3681	6505	4901	7376	14 166	13 105	9228	13 001	27 048
乳腺	女	4048	3063	3255	3740	3484	5772	4484	4125	3952	5003
大肠	男	6383	11 084	17 547	20 880	16 200	21 709	10 921	15 480	6076	8390
	女	15 134	12 375	15 351	12 621	21 276	18 672	22 559	15 849	14 960	6591
食管	男	11 395	11 924	13 211	8700	9953	11 352	41 056	9471	66 031	45 863
	女	2122	7595	12 295	8539	35 786	9861	25 813	16 464	15 630	34 339
肝	男	14 085	17 384	13 762	14 360	21 948	23 179	33 415	27 288	24 655	37 978
	女	10 449	25 281	19 273	5947	19 934	18 989	20 201	17 555	30 288	26 998
胃	男	5421	12 133	4767	5095	7375	9231	5917	12 389	8523	24 063
	女	12 002	10 715	4115	4575	4926	7458	8055	14 092	8474	16 354

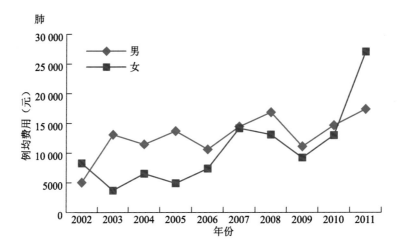

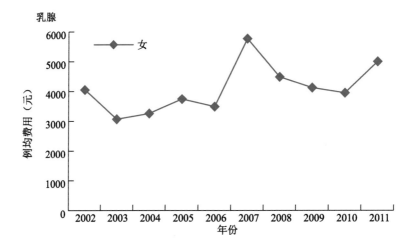

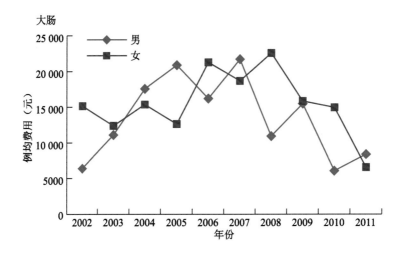

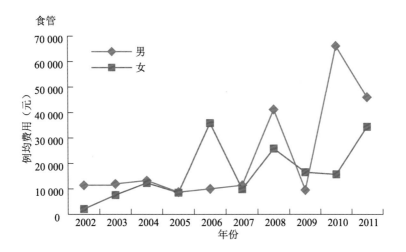

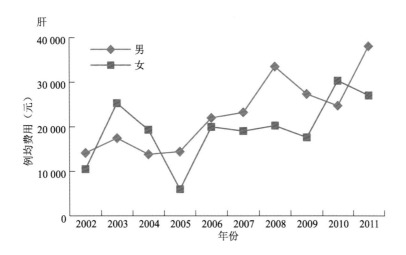

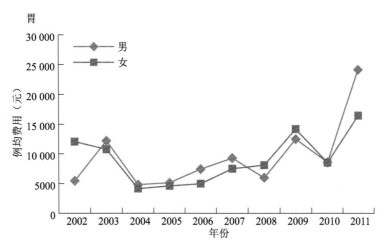

图24 2002—2011年6种既往癌前病变不同性别患者例均医疗费用总体趋势

肺部癌前病变不同年龄组患者的例均医疗费用 10 年均有比较大幅度的变化。45 岁以下年龄组患者的例均医疗费用从 2006 年的 5062 元经 2007 年小幅下降后大幅度上涨至 2008 年的 20 197 元，2009 年较大幅度地下降至 5932 元，之后上涨至 2011 年的 26 371 元；45～54 岁年龄组患者的例均医疗费用从 2002 年 4937 元波动性地上涨至 2007 年最高为 23 957 元，后较为明显地下降至 2009 年的 2711 元，之后逐渐上涨至 2011 年的 14 949 元；55～64 岁年龄组患者的例均医疗费用从 2002 年的 11 625 元上涨至 2003 年的 18 681 元，后较为明显地下降至 2006 年的 8775 元，之后逐渐上涨至 2009 年的 18 793 元，后逐渐下降至 2011 年的 11 614 元；65 岁及 65 岁以上年龄组患者的例均医疗费用 10 年的总体变化是波动性地上涨的，从 2002 年的 6103 元上涨至 2011 年的 26 053 元，其中 2009—2011 年上涨比较明显。

乳腺癌前病变 45 岁以下年龄组患者的例均医疗费用从 2002 年的 2734 元逐渐上涨至 2008 年的 4351 元，后逐渐下降至 2010 年的 3163 元，2011 年有所上涨，为 4994 元；45～54 岁年龄组患者的例均医疗费用从 2002 年的 4211 元波动性地上涨至 2008 年的 6307 元，2009 年较为明显地下降为 4270 元，之后逐渐上涨至 2011 年的 5027 元；55～64 岁年龄组患者的例均医疗费用从 2002 年的 6268 元较为明显地下降至 2003 年的 3108 元，后波动性地上涨至 2007 年的 5200 元，2008 年较为明显地下降后，2009 年上涨至 5733 元，2010 年有所下降，为 3996 元；65 岁及以上年龄组患者的例均医疗费用从 2002 年的 1175 元上涨至 2011 年的 4989 元。

大肠癌前病变 45 岁以下年龄组患者的例均医疗费用从 2002 年的 12 739 元下降至 2004 年的 7644 元，后逐渐上涨至 2006 年的 19 249 元，之后波动性地下降又上涨至 2011 年的 11 212 元；45～54 岁年龄组患者的例均医疗费用从 2002 年的 1579 元波动性地上涨至 2006 年的 25 603 元，之后波动性地下降至 2011 年的 7174 元；55～64 岁年龄组患者的例均医疗费用从 2002 年的 7662 元较为明显地上涨至 2003 年的 46 256 元，之后逐渐下降至 2005 年的 6717 元，后逐渐上涨至 2008 年的 27 705 元，之后逐渐下降至 2011 年的 6017 元；65 岁及以上年龄组患者的例均医疗费用从 2002 年的 7662 元较为明显地上涨至 2005 年的 35 803 元，2006 年明显下降后 2007 年又明显上涨，之后又逐渐下降，下降至 2011 年的 8253 元。

食管癌前病变 45 岁以下年龄组患者的例均医疗费用从 2002 年的 2614 元波动性地上涨至 2007 年的 16 453 元，之后有所下降，降至 15 802 元；45～54 岁年龄组患者的例均医疗费用从 2002 年的 14 077 元波动性地下降至 2007 年的 5779 元，之后波动性地上涨至 2011 年的 20 714 元；55～64 岁年龄组患者的例均医疗费用从 2002 年的 9092 元波动性地上涨至 2006 年的 19 023 元，之后较为明显地下降至 2009 年的 7917 元，之后波动性上涨至 2011 年的 51 933 元；65 岁及以上年龄组患者的例均医疗费用从 2002 年的 12 703 元波动性地上涨至 2008 年的 44 277 元，之后波动性地下降至 2011 年的 41 829 元。

肝部癌前病变 45 岁以下年龄组患者的例均医疗费用从 2002 年的 19 050 元上涨至 2008 年的 38 770 元，后下降至 2011 年的 33 955 元；45～54 岁年龄组患者的例均医疗费用从 2002 年的 12 135 元波动性地上涨至 2011 年的 47 320 元；55～64 岁年龄组患者的例均医疗费用从 2002 年的 11 922 元波动性地上涨至 2008 年的 28 971 元，2009 年明显下降后，逐渐上涨至 2011 年的 27 767 元；65 岁及以上年龄组患者的例均医疗费用从 2002 年的 3688 元波动性地上涨至 2006 年的 28 842 元，2007 年较为明显地下降后，逐渐上涨至 2011 年的 28 253 元。

　　胃部癌前病变45岁以下年龄组患者的例均医疗费用从2002年的4881元较为明显地上涨至2003年的26 140元，2004年明显下降后，波动性地上涨至2011年的17 521元；45～54岁年龄组患者的例均医疗费用从2002年的4281元波动性地上涨至2011年的29 279元，其中2011年上涨较为明显；55～64岁年龄组患者的例均医疗费用从2002年的9269元较为明显地上涨至2003年的16 164元，之后逐渐下降至2005年的1844元，随后逐渐上涨至2011年的15 128元；65岁及以上年龄组患者的例均医疗费用从2002年的7086元波动性地上涨至2011年的15 128元。

　　更多信息见表17和图25。

表17　2002—2011年6种既往癌前病变不同年龄组患者例均医疗费用总体趋势（单位：元）

部位	年龄	2002	2003	2004	2005	2006	2007	2008	2009	2010	2011
肺	<45		11 675			5062	4093	20 197	5932	21 541	26 371
	45～54	4937	6608	13 409	8590	9440	23 957	11 399	2711	8970	14 949
	55～64	11 625	18 681	10 116	9845	8775	13 708	17 836	18 793	12 823	11 614
	≥65	6103	7147	9039	13 031	10 495	16 357	12 505	10 618	15 869	26 053
乳腺	<45	2734	2952	3494	3471	3604	4329	4351	3616	3163	4994
	45～54	4211	3203	3157	4163	3339	3469	6307	4270	4601	5027
	55～64	6268	3108		4433	3969	5200	2510	5733	3996	
	≥65	1175	3103	2328	3186			1580	5762		4989
大肠	<45	12 739	10 252	7644	8961	19 249	14 455	4726	9577	4176	11 212
	45～54	1579	13 753	15 049	15 370	25 603	21 510	7794	20 025	4714	7174
	55～64	11 524	46 256	7874	6717	15 015	26 212	27 705	18 118	11 019	6017
	≥65	7662	7957	33 065	35 803	12 292	20 888	18 659	16 597	10 682	8253
食管	<45	2614	9180	954	15 514	14 064	16 453		5299		15 802
	45～54	14 077	4528	3835	7006		5779	19 543	18 977	28 142	20 714
	55～64	9092	5538	9570		19 023	14 525		7917	74 910	51 933
	≥65	12 703	18 095	20 686	7918	9423	9283	44 277	11 248	42 765	41 829
肝	<45	19 050	19 525	15 754	17 580	23 858	29 556	38 770	32 172	33 912	33 955
	45～54	12 135	21 789	10 600	14 309	19 594	23 362	34 304	36 114	32 475	47 320
	55～64	11 922	11 127	15 690	9642	15 987	10 924	28 971	9303	24 237	27 767
	≥65	3688	23 435	28 252	9288	28 842	9162	12 815	11 008	22 337	28 253
胃	<45	4881	26 140	3342	4860	5467	17 921	8156	16 670	5930	17 521
	45～54	4281	6269	5248	7004	8300	6042	5901	12 498	5535	29 279
	55～64	9269	16 164	5174	1844	7507	7344	5399	6187	9745	22 467
	≥65	7086	10 820	2191	4224	5579	6945	6407	14 595	11 027	15 128

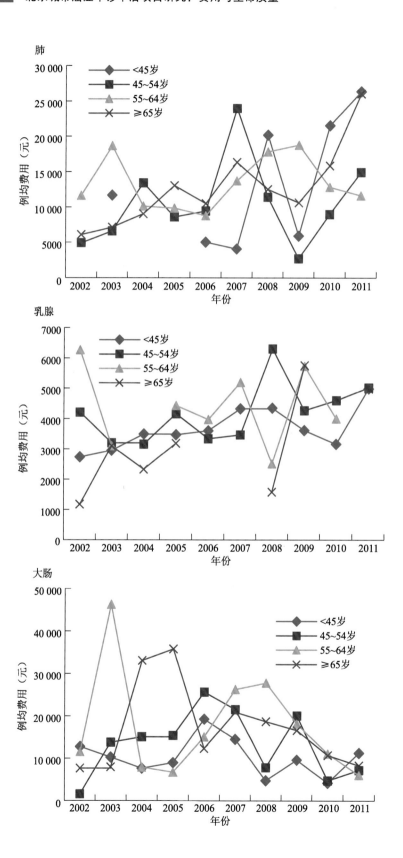

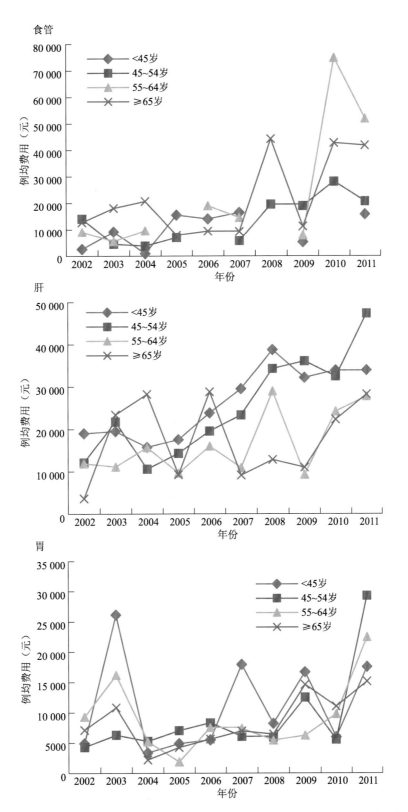

图 25　2002—2011 年 6 种既往癌前病变不同年龄组患者例均医疗费用总体趋势

肺部癌前病变北京与外地患者例均医疗费用 10 年的总体变化趋势均是上涨的。北京患者例均医疗费用从 2002 年的 7288 元波动性地上涨至 2011 年的 23 189 元，其中 2009 年较之前费用下降较为明显；外地患者例均医疗费用从 2002 年的 1795 元波动性地上涨至 2011 年的 14 984 元。

乳腺癌前病变北京患者例均医疗费用从 2002 年的 3290 元上涨至 2011 年的 3949 元，其中 2007 年达到 10 年中最高，为 6471 元；外地患者例均医疗费用从 2002 年的 10 498 元较为明显地下降至 2003 年的 2976 元，之后波动性地上涨至 2011 年的 10 272 元。

大肠癌前病变北京与外地患者例均医疗费用 10 年的总体变化趋势均是先上涨后下降。北京患者例均医疗费用先从 2002 年的 7212 元上涨至 2007 年的 18 533 元，之后逐渐下降至 2011 年的 7334 元；外地患者例均医疗费用先从 2002 年的 14 418 元波动性地上涨至 2007 年的 32 898 元，之后波动性地下降至 2011 年的 8233 元。

食管癌前病变北京与外地患者例均医疗费用 10 年的总体变化趋势均是上涨的，尤其是后面 4 年的波动性比较大。北京患者例均医疗费用从 2002 年的 10 589 元上涨至 2011 年的 37 165 元，其中 2008—2010 年波动较为明显；外地患者例均医疗费用从 2002 年的 3333 元上涨至 2011 年的 41 682 元，其中 2008—2011 年波动较为明显。

肝部癌前病变北京患者例均医疗费用从 2002 年的 10 951 元波动性地上涨至 2011 年的 30 348 元；外地患者例均医疗费用从 2002 年的 15 302 元上涨至 2003 年的 39 324 元，之后逐渐下降至 2006 年的 6346 元，后上涨至 2008 年的 43 021 元，2009 年较为明显地下降之后，逐渐上涨至 2011 年的 43 593 元。

胃部癌前病变北京患者例均医疗费用从 2002 年的 7429 元上涨至 2011 年的 11 238 元，其中 2009 年的费用是 10 年中最高，为 14 160 元；外地患者例均医疗费用从 2002 年的 5064 元上涨至 2011 年的 33 638 元，其中 2003 年的费用相较于 2002 年和 2004 年均有较为明显地变化，2011 年相较于 2010 年也发生了较为明显地上涨。

更多信息见表 18 和图 26。

表 18 2002—2011 年 6 种既往癌前病变本、外地患者例均医疗费用总体趋势（单位：元）

部位	地区	2002	2003	2004	2005	2006	2007	2008	2009	2010	2011
肺	北京	7288	9839	9515	12 582	9824	15 880	15 901	8646	14 494	23 189
	外地	1795	12 374	9636	10 043	6661	11 362	10 667	15 721	13 389	14 984
乳腺	北京	3290	3077	3226	3582	3746	6471	3607	4120	3448	3949
	外地	10 498	2976	3525	4055	2086	4375	6129	4141	7478	10 272
大肠	北京	7212	11 021	15 195	16 103	15 110	18 533	14 156	11 946	8604	7334
	外地	14 418	12 861	20 525	20 603	27 566	32 898	15 903	22 710	9543	8233
食管	北京	10 589	12 099	14 213	7854	11 488	10 855	22 824	9902	35 223	37 165
	外地	3333	6663	3277	10 997	20 567		53 111	13 974	61 004	41 682
肝	北京	10 951	16 360	12 003	10 601	22 545	19 638	25 007	23 064	23 987	30 348
	外地	15 302	39 324	26 005	21 521	6346	31 477	43 021	19 765	38 210	43 593
胃	北京	7429	10 691	4978	5554	6793	8767	6411	14 160	7769	11 238
	外地	5064	16 534	1991	3083	6548	7126	5366	10 706	10 695	33 638

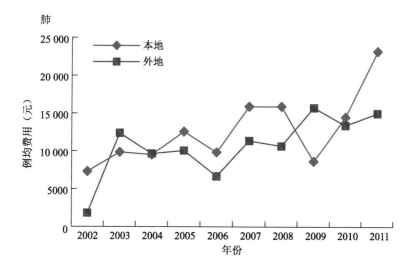

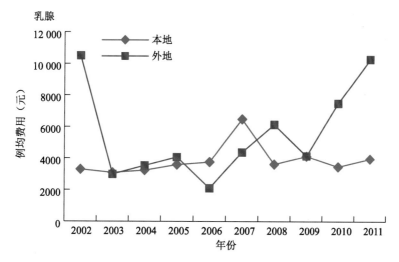

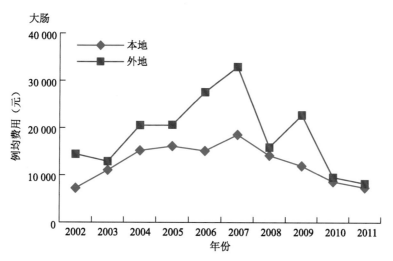

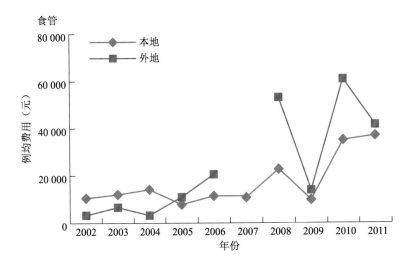

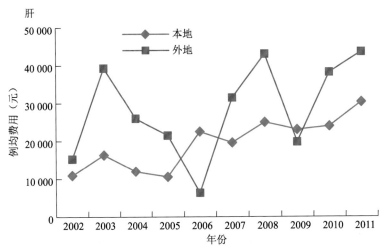

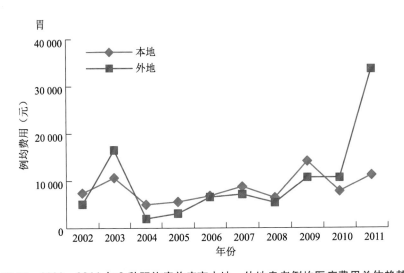

图26　2002—2011 年 6 种既往癌前病变本地、外地患者例均医疗费用总体趋势

肺部癌前病变综合医院与专科医院患者例均医疗费用 10 年的总体变化趋势均是上涨的。综合医院患者例均医疗费用从 2002 年的 6789 元波动性地上涨至 2011 年的 22 527 元；专科医院患者从 2003 年的 12 600 元波动性地上涨至 2011 年的 18 973 元。

乳腺癌前病变综合医院患者例均医疗费用 10 年的总体变化趋势是先上涨后下降，专科医院患者例均医疗费用 10 年的总体变化趋势是上涨的。综合医院患者例均医疗费用先从 2002 年的 4399 元稍有下降后上涨至 2007 年的 8251 元，之后下降至 2011 年的 3319 元；专科医院患者例均医疗费用从 2002 年的 3733 元上涨至 2011 年的 8371 元。

大肠癌前病变综合医院与专科医院患者例均医疗费用 10 年的总体变化趋势均是先上涨后下降，且专科医院 10 年的费用均高于综合医院。综合医院患者例均医疗费用从 2002 年的 5217 元上涨至 2005 年的 13 278 元，之后波动性地下降至 2011 年的 6695 元；专科医院患者例均医疗费用从 2002 年的 13 309 元上涨至 2007 年的 32 890 元，之后下降至 2011 年的 9436 元。

食管癌前病变综合医院患者例均医疗费用从 2002 年的 10 589 元上涨至 2011 年的 47 763 元；专科医院患者例均医疗费用从 2002 年的 3333 元上涨至 2006 年的 20 567 元，2007 年有所下降后，较为明显地上涨至 2008 年的 63 225 元，2009 年较为明显地下降后，2010 年明显地上涨为 60 342 元，2011 年有所下降，为 38 749 元。

肝部癌前病变综合医院患者例均医疗费用从 2002 年的 8223 元上涨为 2011 年的 23 745 元，其中 2006 年有较为明显地变化；专科医院患者例均医疗费用从 2002 年的 18 509 元上涨为 2003 年的 31 805 元后逐渐下降至 2006 年的 13 793 元，之后逐渐上涨至 2008 年的 47 637 元，2009 年明显下降后，2010 年上涨至 49 226 元，之后稍有下降，为 44 514 元。除 2006 年以外，其余 9 年专科医院患者例均医疗费用均高于综合医院。

胃部癌前病变综合医院患者例均医疗费用从 2002 年的 8299 元波动性地上涨至 2011 年的 8978 元；专科医院患者例均医疗费用从 2002 年的 4248 元较为明显地上涨为 2003 年的 16 846 元，2004 年较为明显地下降后，波动性地上涨至 2009 年的 22 245 元，2010 年较为明显地下降后，2011 年上涨至 29 708 元。

更多信息见表 19 和图 27。

表 19　2002—2011 年 6 种既往癌前病变不同医院类型患者例均医疗费用总体趋势（单位：元）

部位	医院类型	2002	2003	2004	2005	2006	2007	2008	2009	2010	2011
肺	综合	6789	9193	8741	14 903	8485	16 111	13 336	8803	14 163	22 527
	专科		12 600	110 81	7057	10 573	12 343	17 272	13 365	13 775	18 973
乳腺	综合	4399	2945	3241	3621	3534	8251	4360	3917	2936	3319
	专科	3733	3192	3270	3870	3428	3045	4645	4927	5984	8371
大肠	综合	5217	6967	8560	13 278	10 099	12 253	9505	9411	5268	6695
	专科	13 309	17 407	26 355	21 744	28 597	32 890	22 356	32 054	18 596	9436
食管	综合	10 589	12 728	15 923	8948	11 488	9807	11 034	14 402	23 216	47 763
	专科	3333	3307	6578	6480	20 567	14 525	63 225	6603	60 342	38 749
肝	综合	8223	8582	8167	9738	24 842	13 565	16 309	20 801	19 537	23 745
	专科	18 509	31 805	23 223	19 880	13 793	29 798	47 637	26 069	49 226	44 514
胃	综合	8299	7535	5184	5784	6898	9702	6594	10 515	7064	8978
	专科	4248	16 846	3329	3025	6358	4554	5125	22 245	11 988	29 708

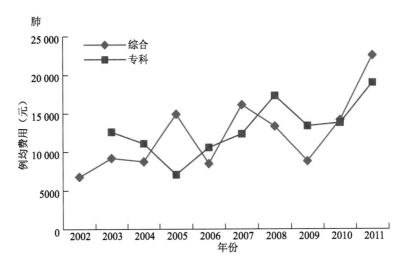

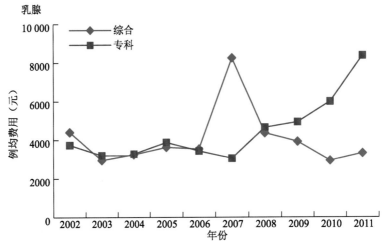

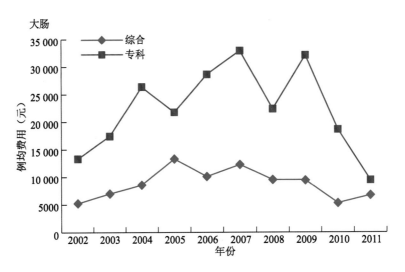

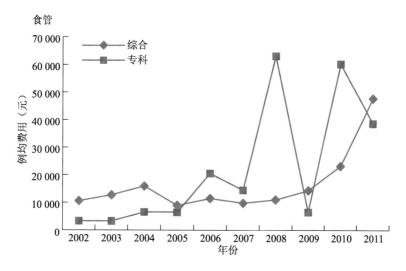

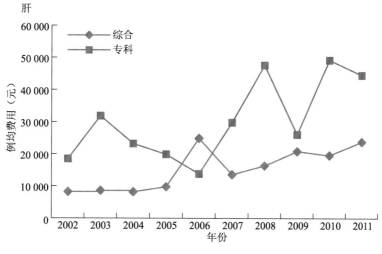

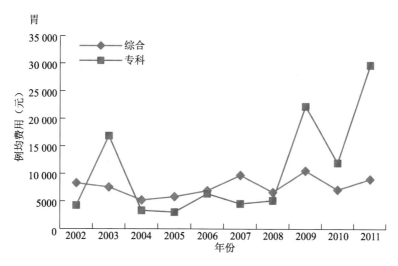

图 27 2002—2011 年 6 种既往癌前病变不同医院类型患者例均医疗费用总体趋势

肺部癌前病变单纯手术治疗的患者次均医疗费用从 2006 年的 22 582 元上涨至 2007 年的 44 311 元后，2008 年有比较明显地下降，2009 年上涨至 40 238 元后，逐渐下降至 2011 年的 26 067 元；对症治疗的患者次均医疗费用从 2002 年的 6223 元上涨至 2010 年的 17 093 元，2011 年有所下降，为 8874 元；其余治疗方案的患者次均医疗费用由于大部分年份数据缺失而未能进行描述。

乳腺癌前病变单纯手术治疗的患者次均医疗费用从 2002 年的 4357 元先下降后上涨至 2007 年的 5090 元后，逐渐下降至 2010 年的 3952 元，2011 年较为明显地上涨至 5003 元；其余治疗方案的患者次均医疗费用由于大部分年份数据缺失而未能进行描述。

大肠癌前病变单纯手术治疗的患者次均医疗费用从 2002 年的 11 215 元波动性地上涨至 2009 年的 24 208 元，之后逐渐下降至 2011 年的 8221 元；对症治疗的患者次均医疗费用 10 年的总体变化趋势是先上涨后下降，从 2002 年的 4410 元上涨至 2005 年的 12 602 元，之后下降至 2010 年的 4445 元；其余治疗方案的患者次均医疗费用由于大部分年份数据缺失而未能进行描述。

食管癌前病变单纯手术治疗的患者次均医疗费用从 2002 年的 19 175 元波动性地上涨至 2011 年的 42 738 元，其中 2004—2011 年的费用变化均比较明显，2008 年的费用是 10 年中最高，为 63 225 元；对症治疗的患者次均医疗费用从 2002 年的 8013 元上涨至 2011 年的 28 658 元；在不考虑 2008 年缺失值的情况下，其他治疗方案的患者次均医疗费用从 2002 年的 3333 元波动性地上涨至 2005 年的 6480 元，之后下降至 2007 年的 1872 元，随后逐渐上涨至 2010 年的 10 958 元，2011 年有所下降，为 8833 元；其余治疗方案的患者次均医疗费用由于大部分年份数据缺失而未能进行描述。

肝部癌前病变单纯手术治疗的患者次均医疗费用从 2002 年的 37 040 元上涨至 2003 年的 46 047 元，之后逐渐下降至 2006 年的 28 448 元，后波动性地上涨至 2011 年的 47 580 元；对症治疗的患者次均医疗费用从 2002 年的 6495 元上涨至 2011 年的 26 207 元，其中 2010 年、2011 年费用上涨幅度比较大；在不考虑 2008 年缺失值的情况下，其他治疗方案的患者次均医疗费用从 2002 年的 15 843 元上涨至 2003 年的 33 369 元，之后逐渐下降至 2011 年的 11 301 元。

在不考虑 2008 年缺失值的情况下，胃部癌前病变单纯手术治疗的患者次均医疗费用从 2002 年的 11 351 元上涨至 2003 年的 29 315 元，2004 年较为明显地下降至 7359 元，之后波动性地上涨至 2011 年的 37 779 元；在不考虑 2009—2010 年的缺失值情况下，对症治疗的患者次均医疗费用从 2002 年的 9060 元下降至 2007 年的 5479 元，之后上涨至 2011 年的 6971 元；其他治疗方案的患者次均医疗费用从 2002 年的 4549 元上涨至 2011 年的 7454 元。

更多信息见表 20 和图 28。

表20　2002—2011 年 6 种既往癌前病变不同治疗方案患者次均费用总体趋势（单位：元）

部位	治疗方案	2002	2003	2004	2005	2006	2007	2008	2009	2010	2011
肺	单纯手术					22 582	44 311	30 166	40 238	32 943	26 067
	单纯化疗							6902			14 534
	对症治疗	6223	10 233	9521	9661	7687	10 931	11 311	15 009	17 093	8874
	其他		13 521		3381				7372	10 909	13 335

（续）

部位	治疗方案	2002	2003	2004	2005	2006	2007	2008	2009	2010	2011
乳腺	单纯手术	4357	3063	3352	4143	3537	5090	4761	4177	3952	5003
	单纯化疗						7160				
	对症治疗	3018		1299	2026						
	其他	1175				2524		1580	2137		
大肠	单纯手术	11 215	14 564	18 599	15 584	19 780	23 473	16 223	24 208	14 468	8221
	对症治疗	4410	7317	9698	12 602	9618	9772	9445	5858	4445	
	其他								7146	4205	5100
食管	单纯手术	19 175	23 866	28 376	15 514	35 786	27 178	63 225	19 208	63 010	42 738
	单纯化疗								10 602	14 219	
	对症治疗	8013	9015	12 791	7854	13 692	9807	11 034	8449	6525	28 658
	其他	3333	3307	4767	6480	5348	1872		6481	10 958	8833
肝	单纯手术	37 040	46 047	35 307	32 168	28 448	32 247	46 856	38 651	49 226	47 580
	对症治疗	6495	8501	6942	9064	12 546	10 239	10 288	7483	21 665	26 207
	其他	15 843	33 369	24 534	21 045	12 430	16 327		11 596	11 450	11 301
胃	单纯手术	11 351	29 315	7359	12 996	8190	11 522		14 608	10 912	37 779
	对症治疗	9060	7372	5464	5536	5565	5479	5710			6971
	其他	4549	4385	3725	3832	6166	7622	6530	8647	6381	7454

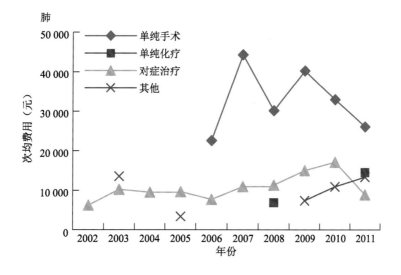

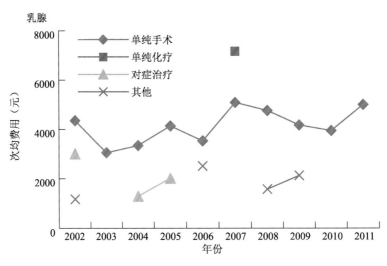

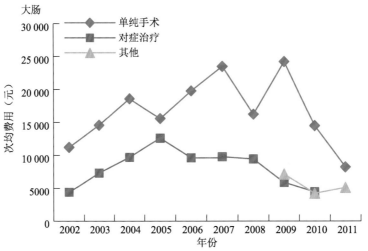

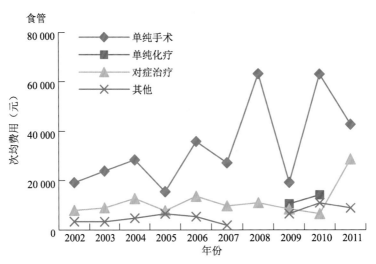

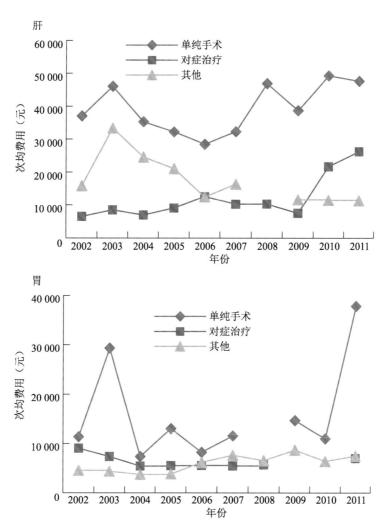

图 28 2002—2011 年 6 种既往癌前病变不同治疗方案患者次均费用总体趋势

5. 既往癌前病变患者例均医疗费用：总费用内部构成分析

肺部癌前病变患者医疗费用构成中，药品费所占比例最大，10 年均超过总费用的 29%，其次为化验费（2003 年、2005 年、2006 年、2007 年、2008 年为检查费）；乳腺癌前病变患者医疗费用构成中，除 2007 年药品费占比最大以外，其余 9 年化验费所占比例最大，均为 20% 左右，其次为手术费（2002 年、2004 年为药品费，2005 年为检查费）；大肠癌前病变患者医疗费用构成中，药品费所占比例最大，除 2011 年为 27.99% 以外，其余 9 年均超过总费用的 36%；食管癌前病变患者医疗费用构成中，药品费所占比例最大，10 年均超过总费用的 30%；肝部癌前病变患者医疗费用构成中，药品费所占比例最大，10 年均超过总费用的 35%；胃部癌前病变患者医疗费用构成中，药品费所占比例最大，10 年均超过总费用的 31%，其中 2002 年是 10 年中最高，为 55.12%。更多信息见表 21 和图 29。

6 个部位中，乳腺癌前病变 10 年的药占比均最低。从医疗费用构成的变化趋势来看，肺部癌前病变患者的药占比是先波动性地下降后波动性地上涨，从2002年的46.41%波动性地下降至2006年的29.28%，之后波动性地上涨至2011年的40.86%，其中2003年比例最高，为51%；乳腺癌前病变患者的药占比均较低，除2007年占比为25%以外，其余9年所占比例在8%～17%；大肠癌前病变患者的药占比是先上涨后下降，从2002年的38.55%波动性地上涨至2009年的46.24%，之后逐渐下降至2011年的27.99%；食管癌前病变患者的药占比是波动性下降，从2002年的39.08%波动性地下降至2011年的33.27%，其中2004年涨至10年最高，为45.73%，2009年降至10年最低，为30.74%；肝部癌前病变患者的药占比从2002年的39.61%上涨至2003年的53.95%，之后下降至2005年的35.15%，2006年较为明显地上涨后，2007年又有所下降，之后上涨至2009年的55.43%，后又开始下降，降至2011年的38.9%；胃部癌前病变患者的药占比是波动性地下降，从2002年的55.12%波动性地下降至2011年的32.25%。更多信息见表22和图30。

表21 2002—2011年6种既往癌前病变费用内部构成比较（单位:%）

部位	时间	药品费	化验费	检查费	治疗费	床位费	诊查费	手术费	护理费	其他
肺										
	2002	46.41	14.92	8.32	5.3	7.41	1.77	0	1.81	14.06
	2003	51.03	11.92	15.68	4.29	4.41	1.28	0	1.3	10.09
	2004	47.47	13.52	12.3	5.39	5.68	1.47	0	1.57	12.6
	2005	45.76	13.77	13.93	4.42	6.22	1.38	0	1.22	13.3
	2006	29.28	16	21.67	5.03	7.41	1.54	0.93	2.58	15.56
	2007	34.45	12.09	17.44	5.63	9.87	1.51	1.63	2.41	14.97
	2008	29.52	11.04	15.4	4.89	4.41	0.73	2.81	1.56	29.64
	2009	38.05	17.42	11.37	5.9	3.92	0.97	1.19	1.22	19.96
	2010	44.6	15.77	7.6	12.85	3.38	0.73	2.99	1.18	10.9
	2011	40.86	12.16	7.59	8.35	3.76	0.73	4.3	1.1	21.15
乳腺										
	2002	14.58	19.66	10.07	7.84	14.02	2.44	11.1	2.23	18.06
	2003	9.53	23.41	10.41	6.16	9.96	2.98	14.82	2.4	20.33
	2004	14.29	20.97	13.48	7.09	7.53	2.15	13.93	1.99	18.57
	2005	10.7	25.3	14.46	5.96	7.24	2.01	9.8	1.9	22.63
	2006	8.26	22.71	11	6.61	6.97	3.63	13.75	1.83	25.24
	2007	25.94	14.42	12.87	2.18	4.81	2.17	14.85	1.27	21.49
	2008	13.36	17.67	8.41	3.73	7.11	2.22	16.39	1.49	29.62
	2009	10.54	23.86	15.77	12.45	5.85	1.36	21.24	1.41	7.52
	2010	16.52	20.97	14.82	7.03	8.51	1.66	16.93	1.79	11.77
	2011	16.1	18.17	12.03	11.23	10.4	1.41	17.32	1.18	12.16

（续）

部位	时间	药品费	化验费	检查费	治疗费	床位费	诊查费	手术费	护理费	其他
大肠										
	2002	38.55	9.4	8.73	6.96	6.09	1.25	11.85	1.48	15.69
	2003	39.15	8.91	7.82	7.79	6.11	0.96	5.75	1.09	22.42
	2004	39.28	9.54	6.17	8.38	4.16	0.77	3.93	1.55	26.22
	2005	39.2	9.29	6.83	6.14	5.66	0.88	3.8	1.05	27.15
	2006	42.67	7.8	4.95	4.61	3.96	0.66	4.65	0.93	29.77
	2007	37.34	9	4.81	5.81	4.91	0.86	4.35	0.97	31.95
	2008	37.19	11.34	7.02	5.98	4.39	0.86	4.84	0.98	27.4
	2009	46.24	12.01	5.67	5.86	3.82	0.82	3.48	1.22	20.88
	2010	36.56	15.94	7	7.75	4.36	0.86	10.39	1.2	15.94
	2011	27.99	21.55	9.5	8.07	4.92	1.08	7.52	1.16	18.21
食管										
	2002	39.08	9.09	7.2	15.07	4.86	3.32	3.28	1.32	16.78
	2003	45.23	12.2	7.74	9.16	5.52	5.38	3.76	1.42	9.59
	2004	45.73	11.26	5.13	5.98	3.83	1.89	2.14	1.18	22.86
	2005	37.15	13.78	6.11	4.45	5.41	3.3	6.16	1.43	22.21
	2006	37.92	8.02	8.8	3.49	4.52	2.3	3.59	1.09	30.27
	2007	34.76	10.74	7.77	2.92	7.41	3.37	1.9	1.34	29.79
	2008	35.02	6.76	6.11	7.32	2.83	0.66	5.08	0.62	35.6
	2009	30.74	12.84	11.95	16.98	6.18	1.01	8.13	1.28	10.89
	2010	37.96	6.75	4.14	12.83	2.31	0.45	5.1	0.77	29.69
	2011	33.27	4.39	2.57	4.33	1.42	1.27	4.02	0.43	48.3
肝										
	2002	39.61	8.99	8.82	7.13	5.29	1.17	2.36	1.2	25.43
	2003	53.95	7.94	4.05	6.62	4.31	0.62	2.59	0.76	19.16
	2004	40.32	8.59	4.56	7.53	3.26	0.81	3.02	0.92	30.99
	2005	35.15	12.27	7.92	6.58	3.53	0.88	3.51	1.03	29.13
	2006	53.72	13.16	6.26	4.17	3.75	0.97	0.7	1.06	16.21
	2007	40.52	9.34	4.87	7.72	4.55	0.83	6.47	1.12	24.58
	2008	42.07	10.61	3.5	5.62	3.69	0.76	5.89	1	26.86
	2009	55.43	12.21	4.37	4.06	3.63	0.85	3.66	0.93	14.86
	2010	52.03	12.09	4	6.49	3.08	0.62	3.6	0.87	17.22
	2011	38.9	9.76	4.06	10.48	2.75	0.87	4.91	0.76	27.51

（续）

部位	时间	药品费	化验费	检查费	治疗费	床位费	诊查费	手术费	护理费	其他
胃										
	2002	55.12	12.22	11.55	3.6	5.79	1.43	0.94	1.47	7.88
	2003	38.28	10.73	8.8	6.06	3.81	1.02	4.04	1.09	26.17
	2004	31.69	23.35	17.87	3.35	7.43	1.98	1.21	2.07	11.05
	2005	29.03	19.11	17.67	7.2	5.84	1.57	0.89	1.56	17.13
	2006	31.95	17.11	20.2	5.56	6.76	1.76	0.76	1.82	14.08
	2007	37.94	16.65	13.84	4.05	5.62	1.36	0.54	1.4	18.6
	2008	25.82	21.33	16.22	2.81	5.74	1.46	0	1.54	25.08
	2009	41.83	11.75	6.05	14.84	3.67	0.7	3.55	0.99	16.62
	2010	32.81	20.03	12.29	3.85	4.97	0.99	3.8	1.1	20.16
	2011	32.25	7.23	3.86	5.91	2.11	0.43	3.81	0.57	43.83

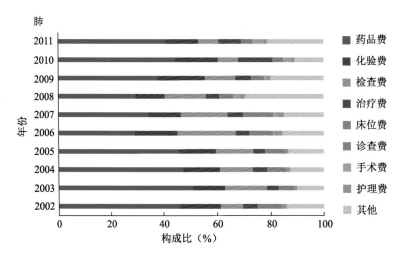

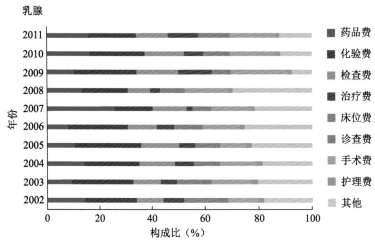

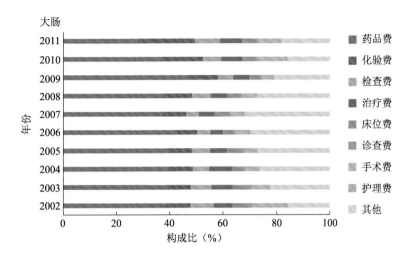

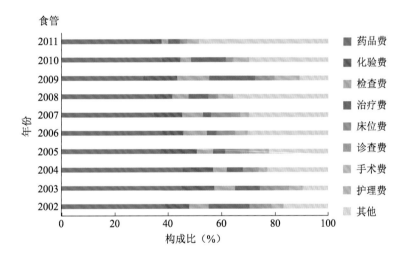

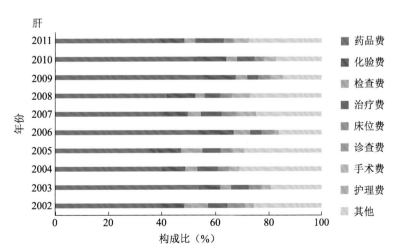

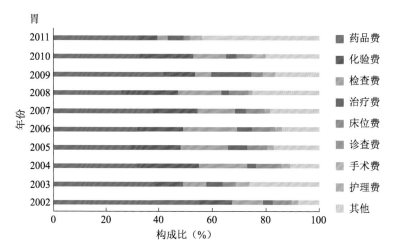

图29 2002—2011年6种既往癌前病变费用内部构成比较

表22 2002—2011年6种癌前病变药占比变化趋势（单位:%）

种类	2002	2003	2004	2005	2006	2007	2008	2009	2010	2011
肺	46.41	51.03	47.47	45.76	29.28	34.45	29.52	38.05	44.6	40.86
乳腺	14.58	9.53	14.29	10.7	8.26	25.94	13.36	10.54	16.52	16.1
大肠	38.55	39.15	39.28	39.2	42.67	37.34	37.19	46.24	36.56	27.99
食管	39.08	45.23	45.73	37.15	37.92	34.76	35.02	30.74	37.96	33.27
肝	39.61	53.95	40.32	35.15	53.72	40.52	42.07	55.43	52.03	38.9
胃	55.12	38.28	31.69	29.03	31.95	37.94	25.82	41.83	32.81	32.25

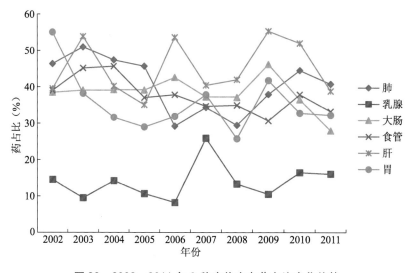

图30 2002—2011年6种癌前病变药占比变化趋势

五、结论

目前的分析是基于研究获取的 2002—2011 年既往病历信息摘录所获得的数据，尽管存在部分数据缺失，但现有数据仍然能够对北京城市癌症早诊早治项目进行卫生经济学评价，能够对癌症筛查项目早诊早治的现实意义进行较为充分的印证。相较于癌症患者，癌前病变患者诊疗过程中所花费的医疗费用更低；无论癌症还是癌前病变，药品费用均是患者治疗费用中的重要支出；6 类癌症患者医疗费用的总体趋势是上涨的。

▶ 第二章

癌症患者经济负担分析

一、摘要

研究目的：依托国家重大医改专项、国家重大公共卫生服务项目——全国城市癌症早诊早治项目北京地区的人群筛查和早诊早治现场，对6种（肺部、乳腺、大肠、食管、肝部、胃部）癌症和癌前病变现患患者治疗过程中所发生的医疗费用及非医疗费用进行系统核算分析。

研究方法：以描述性统计分析为主要手段，分别从一般人口特征、经济学特征、疾病（健康）特征、费用等方面进行归纳。

研究结果：本次调查6种癌症现患患者共1457例，1334例临床诊断为癌症，123例临床诊断为癌前病变。北京癌症患者住院治疗的次均医疗费用为32 846元，外地患者的为41 960元；北京癌症患者的次均非医疗费用为3237.7元，外地患者的为8021.8元。北京癌前病变患者住院治疗的次均医疗费用为11 175.2元，外地患者的为8135.9元；北京癌前病变患者的次均非医疗费用为680.4元，外地患者的为1622.2元。

研究结论：癌前病变患者在诊疗过程中的医疗费用明显低于癌症患者；无论是癌症还是癌前病变，来京就医外地患者的直接经济负担明显高于北京患者。

二、数据来源及质量控制

1. 机构及人群的选择

选择中国医学科学院肿瘤医院、北京大学肿瘤医院、友谊医院和首钢医院作为临床病例患者调查资料和机构基本资料的来源。调查对象为6种癌症或癌前病变的现患患者，研究收集其临床信息、人口社会学信息、费用信息和既往暴露史信息。

2. 资料类型

《患者诊治医疗及非医疗费用调查表》（E2调查表）调查现患患者诊治医疗及非医疗费用信息，调查内容包括临床信息、人口社会学信息、费用信息、既往暴露史4个部分。

3. 样本量的确定及分配

根据国家方案要求，结合北京市高危人群临床筛查医院实际情况，E2调查表样本量及分配情况如下：E2 调查表 6 种癌症的样本量总计 2040 例，其中癌前现患 240 例，癌症现患 1800 例。将调查工作量分配给中国医学科学院肿瘤医院、北京大学肿瘤医院、友谊医院和首钢医院，4 所医院 6 种癌前现患的具体样本量分配依次为 16 例/种、10 例/种、16 例/种（仅 3 种）、12 例/种（仅 3 种），6 种癌症现患的具体样本量分配依次为 120 例/种、75 例/种、60 例/种、45 例/种。

4. 质量控制

E2 调查表：共发放调查问卷 2040 份，实际收回 1920 份，回收率 94.10%，有效问卷 1457 份，有效率 75.90%。调查表主要由患者本人回答的占 55.90%，由家属或其他人代答的占 44.10%。56.08% 的调查对象合作情况很好，37.70% 的调查对象合作情况较好，5.10% 的调查对象合作情况一般，0.40% 的调查对象合作情况较差。调查员现场调查评价得到的全部调查对象 4 个部分调查内容中的可靠信息均在 95% 以上。

三、癌症及癌前病变患者医疗及非医疗费用分析结果

1. 基本情况

本次调查 6 种癌症患者共 1457 例，1334 例临床诊断为癌症，123 例临床诊断为癌前病变。男性 825 例，占 56.6%，女性 632 例，占 43.4%。年龄分布如表 23 所示，青壮年（15～44 岁）183 例，占 12.6%，中年（45～64 岁）861 例，占 59.1%，老年（65 岁及以上）413 例，占 28.3%。

表 23　现患患者年龄分布状况

年龄段（岁）	例数	占比（%）
15～44	183	12.6
45～64	861	59.1
65 +	413	28.3
合计	1457	100.0

调查对象的受教育情况为：4.8% 未正式上过学，12.1% 为小学，28.6% 为初中，29.1% 为高中/中专，23.5% 为大学本科，1.8% 为研究生以上（表 24）。职业分布情况为：20.5% 为事业单位人员/公务员，34.0% 为企业人员/工人，6.2% 为公司职员，3.8% 为个体工商户，2.1% 为自由职业者，15.2% 为农民/农民工，6.7% 为无业人员，11.5% 为其他职业（其中大部分为退休人员）（表 25）。调查对象的婚姻状况为：未婚占 1.0%，同居占 2.5%，已婚占 91.6%，离婚占 0.8%，丧偶占 3.8%，其他占 0.4%（表 26）。调查对象以现居住地分类，来源前五位的省市分布为：北京占 49.9%，河北占 10.5%，内蒙古占 8.9%，山东占 5.8%，山西占 5.6%，来自其他省市的调查对象占 19.3%（表 27）。

表24　患者受教育程度

受教育程度	例数	占比（%）
未正式上过学	70	4.8
小学	177	12.1
初中	417	28.6
高中/中专	424	29.1
大学本科	343	23.5
研究生以上	26	1.8
合计	1457	100.0

表25　患者职业状况

职业状况	例数	占比（%）
事业单位人员/公务员	298	20.5
企业人员/工人	496	34.0
公司职员	91	6.2
个体工商户	56	3.8
自由职业者	31	2.1
农民/农民工	221	15.2
无业人员	97	6.7
其他	167	11.5
合计	1457	100.0

表26　患者婚姻状况

婚姻状况	例数	占比（%）
未婚	14	1.0
同居	36	2.5
已婚	1334	91.6
离婚	12	0.8
丧偶	55	3.8
其他	6	0.4
合计	1457	100.0

表27 患者来源状况

患者来源	例数	占比（%）
北京	727	49.9
河北	153	10.5
内蒙古	129	8.9
山东	85	5.8
山西	82	5.6
其他省市	281	19.3
合计	1457	100.0

调查对象所在家庭规模为3.06人，近5年个人年均收入为56 317元，上年度平均家庭总收入为99 991.76元。

2. 既往暴露史

E2调查表包含了针对不同癌症调查对象既往暴露史的调查内容，结果显示：食管癌及癌前病变患者中，53.2%有上消化道病史或症状，28.9%来自食管癌高发区，17.9%有消化道肿瘤家族史。

胃癌及癌前病变患者中，85.1%有慢性萎缩性胃炎、慢性胃溃疡、胃息肉、残胃或胃巨皱裂症病史，14.9%有胃癌家族史。

大肠癌及癌前病变患者中，46.5%有两种以上下消化道患病史（慢性便秘、慢性腹泻、黏液便血、慢性胆囊炎等），34.3%粪便潜血试验为阳性，11.4%有癌症史或肠息肉史，7.7%有大肠癌家族史。

肝癌及癌前病变患者中，56.2%为5年以上乙肝携带者或乙肝患者，24.6%有肝硬化病史，8.9%有肝癌家族史，5.4%有输血史或为丙肝患者，4.9%有血吸虫感染病史。

肺癌及癌前病变患者中，52.1%有长期大量吸烟史，39.7%为长期接受二手烟者，6.4%有肺癌家族史，1.7%有过职业暴露（氡、锡矿、铍、铀、石棉等）。

乳腺癌及癌前病变患者中，45.3%曾有良性乳腺疾病史，19.7%曾有乳腺活检史，10.7%月经初潮≤12岁或行经≥42年，9.0%一级亲属患乳腺癌，6.4%二级亲属患乳腺癌或卵巢癌，4.7%有对侧乳腺癌病史或经活检证实为重度不典型增生或有导管内乳头状瘤病，3.8%未育或初产年龄≥35岁，0.4%曾有胸部放疗史。

3. 诊疗情况

（1）确诊年限

癌前病变患者中，99%以上从确诊到末次治疗的年限在1年以内。癌症患者中，90.2%的患者从确诊到末次治疗的年限在1年以内，7.6%的为1～3年，1.3%的为4～5年，1.0%的超过5年。从各个癌症的分布来看，90%左右的食管癌、胃癌、肺癌和乳腺癌患者从确诊到末次治疗的年限在1年以内，13.3%的大肠癌患者和15.4%的肝癌患者从确诊到末次治疗的年限在1年以上，6种癌症患者的确诊年限见表28。

表28 不同癌症患者确诊年限

种类	1 年以内		1~3 年		4~5 年		5 年以上	
	例数	占比（%）	例数	占比（%）	例数	占比（%）	例数	占比（%）
食管癌	222	93.3	15	6.3	0	0	1	0.4
胃癌	174	91.1	15	7.9	2	1.0	0	0
大肠癌	183	86.7	24	11.4	3	1.4	1	0.5
肝癌	154	84.6	16	8.8	7	3.8	5	2.7
肺癌	239	89.8	23	8.6	2	0.8	2	0.8
乳腺癌	231	93.9	8	3.3	3	1.2	4	1.6
合计	1203	90.2	101	7.6	17	1.3	13	1.0

（2）发现途径

癌症患者中，80.2%由于自感不适或身体异常主动求医后发现目前所患癌症，13.8%通过一般的常规性体检发现，3.9%通过针对性体检/筛查发现，2.1%通过其他方式发现。从各个癌症的分布来看，90%以上的食管癌和胃癌患者及87.2%的大肠癌患者主要由于自感不适或身体异常主动求医发现患病，42.8%的肝癌患者和27.3%的乳腺癌患者及22.1%的肺癌患者通过一般常规性体检或针对性体检/筛查发现患病，6 种癌症现患患者的患病发现途径见表29。

不同癌症分期患者患病发现途径分布见表30，66.8%的癌前病变患者和80.0%的Ⅱ期患者由于自感不适或身体异常主动求医发现，43.0%的Ⅰ期患者通过一般常规性体检或针对性体检/筛查发现，90%左右的Ⅲ期、Ⅳ期患者由于自感不适或身体异常主动求医发现。临床分期患者由早期到晚期通过体检发现的人数占比依次递减，通过自感不适或身体异常主动求医发现的人数占比依次递增。

表29 不同癌症患者患病发现途径

种类	一般常规性体检		针对性体检/筛查		自感不适或身体异常主动求医		其他	
	例数	占比（%）	例数	占比（%）	例数	占比（%）	例数	占比（%）
食管癌	1	0.4	2	0.8	234	98.3	1	0.4
胃癌	9	4.7	1	0.5	176	92.1	5	2.6
大肠癌	12	5.7	7	3.3	184	87.2	8	3.8
肝癌	53	29.1	25	13.7	104	57.1	—	—
肺癌	52	19.5	7	2.6	202	75.9	5	1.9
乳腺癌	57	23.2	10	4.1	170	69.1	9	3.7
合计	184	13.8	52	3.9	1070	80.2	28	2.1

表30 不同临床分期患者患病发现途径（单位:%）

发现途径	癌前病变	Ⅰ期	Ⅱ期	Ⅲ期	Ⅳ期
一般常规性体检	16.8	36.7	14.4	6.4	4.8
针对性体检/筛查	5.3	6.3	3.1	2.5	2.9
自感不适或身体异常主动求医	66.8	55.7	80.0	89.7	90.0
其他	11.1	1.3	2.5	1.4	2.3
合计	100.0	100.0	100.0	100.0	100.0

（3）治疗方案

癌症患者最近一次治疗所用主要方案及其占比依次为：单纯化疗32.4%，根治术23.2%，单纯手术治疗15.3%，手术与术后辅助化疗5.1%，同步放化疗3.0%，单纯放疗2.5%，新辅助化疗与手术1.4%，其他治疗方案17.1%。从各个癌症的分布来看，40%左右的胃癌、肺癌、乳腺癌患者采用单纯化疗，43.1%的大肠癌患者和39.5%的食管癌患者采用单纯手术或根治术，64.3%的肝癌患者采用其他治疗方案，其中多数为肝癌介入栓塞术，6种癌症现患患者的主要治疗方案见表31。

表31 不同癌症患者治疗方案分布（单位:%）

种类	单纯手术	根治术	单纯放疗	单纯化疗	手术与术后辅助化疗	新辅助化疗与手术	同步放化疗	其他
食管癌	16.4	23.1	3.8	34.0	3.8	1.7	3.8	13.4
胃癌	6.3	29.8	0	42.4	8.4	2.6	2.1	8.4
大肠癌	8.5	34.6	0.5	31.8	3.8	0.9	7.1	12.8
肝癌	19.8	12.6	1.1	1.6	0.5	0	0	64.3
肺癌	26.3	10.9	4.1	39.8	5.3	1.5	3.0	9.0
乳腺癌	11.8	29.7	4.1	38.2	8.1	1.6	1.6	4.9
合计	15.3	23.2	2.5	32.4	5.1	1.4	3.0	17.1

（4）诊疗次数

癌症患者每次诊疗平均间隔4.59个月，年人均诊疗次数为2.61次，其中乳腺癌的人均年就诊次数最少为1.40次，食管癌的年人均就诊次数最多为4.84次，6种癌症现患患者的次均诊疗间隔与人均诊疗次数见表32。

表32 不同癌症患者诊疗次数

种类	次均诊疗间隔（月）	人均诊疗次数（次/年）
食管癌	2.48	4.84
胃癌	4.81	2.49
大肠癌	4.14	2.90

（续）

种类	次均诊疗间隔（月）	人均诊疗次数（次/年）
肝癌	4.37	2.75
肺癌	3.19	3.76
乳腺癌	8.57	1.40
合计	4.59	2.61

4. 费用情况

（1）次均费用

本地癌症患者最近一次住院治疗的医疗费用平均为 32 846.8 元，非医疗费用平均为 3237.7 元，外地癌症患者最近一次住院治疗的医疗费用平均为 41 960.0 元，非医疗费用平均为 8021.8 元（表33）。从本地患者的费用分布来看，6 种癌症中次均医疗费用与非医疗费用最高的癌症均为食管癌，次均医疗费用与非医疗费用最低的癌症均为肺癌，外地患者不同癌症的费用情形与之较为类似。

本地癌前病变患者最近一次住院治疗的医疗费用平均为 11 175.2 元，非医疗费用平均为 680.4 元，外地癌前病变患者最近一次住院治疗的医疗费用平均为 8135.9 元，非医疗费用平均为 1622.2 元（表34）。本地肺部癌前病变患者的医疗与非医疗费用在各种癌前病变患者中最高，除乳腺癌前病变以外，胃、大肠癌前病变的本地患者医疗费用均高于外地患者，癌前病变患者的非医疗费用则外地患者普遍高于本地患者。

表33　癌症患者的次均费用（单位：元）

种类	本地		外地	
	医疗费用	非医疗费用	医疗费用	非医疗费用
食管癌	45 918.8	8583.8	64 227.6	13 385.1
胃癌	37 824.7	3322.0	30 995.5	5930.6
大肠癌	46 043.3	3146.9	46 875.0	7134.0
肝癌	37 522.6	3090.2	49 346.2	8930.0
肺癌	16 670.9	1057.1	26 950.5	5245.7
乳腺癌	20 930.3	2444.0	28 384.5	4992.0
合计	32 846.8	3237.7	41 960.0	8021.8

表34　癌前病变患者的次均费用（单位：元）

种类	本地		外地	
	医疗费用	非医疗费用	医疗费用	非医疗费用
食管癌前病变	7591.8	361.1	—	—
胃部癌前病变	14 107.7	735.0	9682.8	1116.7

（续）

种类	本地		外地	
	医疗费用	非医疗费用	医疗费用	非医疗费用
大肠癌前病变	13 328.7	869.6	7121.7	2314.3
肝部癌前病变	—	—	—	—
肺部癌前病变	43 170.0	1200.0	—	—
乳腺癌前病变	6436.2	477.3	7699.6	1260.0
合计	11 175.2	680.4	8135.9	1622.2

Ⅰ期、Ⅲ期患者最近一次住院治疗的医疗费用最高的为大肠癌，Ⅱ期患者最近一次住院治疗的医疗费用最高的为食管癌，Ⅳ期最近一次住院治疗的医疗费用最高的为乳腺癌。各癌症不同临床分期患者的医疗费用中，大肠癌患者Ⅰ期最高，食管癌和肝癌患者Ⅱ期最高，胃癌和肺癌患者Ⅲ期最高，乳腺癌患者Ⅳ期最高。食管癌各期患者的非医疗费用均远高于其他癌症的同期患者，6种癌症不同临床分期患者的次均医疗与非医疗费用见表35。

表35　不同癌症临床分期患者次均费用（单位：元）

种类	Ⅰ期		Ⅱ期		Ⅲ期		Ⅳ期	
	医疗	非医疗	医疗	非医疗	医疗	非医疗	医疗	非医疗
食管癌	62 686.6	7941.0	89 041.0	17 411.1	54 681.6	10 562.5	25 807.9	6037.7
胃癌	27 765.1	3361.1	18 814.2	1106.3	37 579.7	5766.4	25 830.8	5345.0
大肠癌	71 666.7	4105.0	41 253.4	4141.2	61 092.3	6634.3	36 097.3	4781.2
肝癌	43 896.4	5209.0	44 520.5	3936.8	30 603.9	3654.6	22 931.1	1260.9
肺癌	13 231.0	2050.5	22 461.6	2355.7	31 593.4	6658.9	20 063.3	2695.9
乳腺癌	20 626.5	3518.9	20 975.7	2563.5	38 126.7	5991.3	59 966.4	3939.3
合计	29 556.5	3743.8	48 573.9	7626.8	44 456.0	7087.1	27 982.2	4357.2

（2）经济来源

癌症现患患者的医疗和非医疗费用主要经济来源为自家往年存款的占4.0%，为当年收入的占3.0%，为向亲朋借钱的占0.1%，来自其他途径的占92.9%。经济来源类型中"其他"占比过高，主要是由于部分患者的费用由子女负担，以及部分患者有多种经济来源并存的情形，24.1%的肝癌患者就诊主要经济来源为当年收入或自家往年存款，高于其他癌症患者同类经济来源的占比水平。6种癌症现患患者的医疗费用与非医疗费用经济来源见表36。

（3）医疗保障情况

癌症现患患者的医保类型分布依次为：城镇职工基本医疗保险占50.6%，新型农村合作医疗占17.8%，城镇居民医疗保险占14.7%，商业医疗保险占9.5%，自费占4.2%，其他类型占3.1%。城镇职工医疗保险为各癌症患者的主要医保类型，除食管癌患者以外，50%以上的其他癌症患者医保类型为城镇职工医疗保险，食管癌患者50%以上的医保类型为城镇居民医疗保险或新型农村合作医疗。6种癌症现患患者的医保类型见表37。

表36 不同癌症患者就诊主要经济来源分布（单位:%）

种类	当年收入	自家往年存款	向亲朋借钱	其他
食管癌	0.4	0	0	99.6
胃癌	0	0.5	0	99.5
大肠癌	0.9	1.9	0	97.2
肝癌	10.4	13.7	0.5	75.3
肺癌	2.6	4.5	0	92.9
乳腺癌	4.5	4.9	0	90.7
合计	3.0	4.0	0.1	92.9

表37 不同癌症患者医保类型分布（单位:%）

种类	城镇职工医疗保险	城镇居民医疗保险	新型农村合作医疗	商业医疗保险	自费	其他
食管癌	32.6	25.8	24.2	14.0	2.1	1.3
胃癌	53.7	4.8	15.4	17.0	6.4	2.7
大肠癌	60.4	6.8	16.4	8.2	4.3	3.9
肝癌	50.8	23.2	13.3	5.5	3.3	3.9
肺癌	50.0	13.9	20.3	8.3	3.8	3.8
乳腺癌	58.0	13.1	15.5	4.9	5.3	3.3
合计	50.6	14.7	17.8	9.5	4.2	3.1

前述各类保险报销实际或预期平均报销比例分别为：城镇职工基本医疗保险70.3%，城镇居民医疗保险58.7%，新型农村合作医疗43.4%，商业医疗保险41.2%。除大肠癌患者以外，城镇职工医疗保险的报销比例在各癌症不同医保类型的中报销比例最高，商业医疗保险的比例相对较低。6种癌症患者的医保平均报销比例见表38。

表38 不同癌症患者医保报销比例（单位:%）

种类	城镇职工医疗保险	城镇居民医疗保险	新型农村合作医疗	商业医疗保险
食管癌	66.3	44.0	47.1	43.9
胃癌	75.2	71.9	42.1	43.1
大肠癌	67.7	71.9	48.9	44.1
肝癌	71.4	70.7	32.0	32.5
肺癌	66.5	59.0	45.9	36.4
乳腺癌	74.0	61.9	38.4	40.9
合计	70.3	58.7	43.4	41.2

（4）经济压力

因患病给家庭造成的经济压力，34.2%的患者认为压力很大，28.0%的患者认为有一定压力，22.0%的患者认为勉强可以接受，13.9%的患者认为基本没有影响。肺癌患者中22.2%认为"基本没有影响"，为各癌症患者中患病"基本没有影响"占比最高的癌症，肝癌患者中45.6%认为"压力很大"，为各癌症患者中患病"压力很大"占比最高的癌症。6种癌症现患患者的患病经济压力见表39。

表39　不同癌症患者患病经济压力分布（单位:%）

种类	基本没有影响	勉强可以承受	有一定压力	压力很大	其他
食管癌	3.8	28.6	32.4	33.6	1.7
胃癌	11.0	19.9	27.7	39.3	2.1
大肠癌	10.0	24.2	32.2	30.3	3.3
肝癌	15.4	19.2	18.1	45.6	1.6
肺癌	22.2	19.5	29.3	27.8	1.1
乳腺癌	19.5	19.9	26.4	32.5	1.6
合计	13.9	22.0	28.0	34.2	1.9

四、结论

癌前病变患者在诊疗过程中的医疗费用明显低于癌症患者；无论是癌症还是癌前病变，来京就医外地患者的直接经济负担明显高于北京患者。

第三部分 生命质量分析

▶ 第三章

基于 EQ-5D 问卷的生命质量评估

一、摘要

研究目的：了解、评估早筛、早诊早治项目中五类人群的生命质量情况及其相关影响因素，为改善人群生命质量提出针对性建议措施。

研究方法：依托 2013—2014 年在北京市城市地区开展的食管癌、胃癌、大肠癌、肝癌、肺癌和乳腺癌的人群筛查和早诊早治现场，采用分层整群随机抽样的方法，抽取五类人群各若干，运用欧洲五维健康量表（EQ-5D）对人群健康相关生活质量以面对面访谈的形式进行多维度测量，包括问卷和 EQ-5D 效用值换算表两部分组成，生命质量评价指标为 EQ-5D 各维度的水平及健康效用值、VAS 值。数据管理、描述、分析均采用 SPSS 19.0。

研究结果：本次共获3556人的完整数据，男女比例为0.53∶1.00，平均年龄为55.66岁，无癌症高危因素个体、有单一部位癌症高危因素个体、有两种及以上部位癌症高危因素个体、癌前病变患者、癌症患者分别为 987 人（27.8%）、993 人（27.9%）、607 人（17.1%）、207 人（5.8%）和762 人（21.4%）。EQ-5D 五个维度的水平在五类人群中分布不尽相同，总体而言，无癌症高危因素个体、有单一部位癌症高危因素个体、有两种及以上部位癌症高危因素个体表现较为同质，三类人群健康状况的五个维度均尚好，主要健康问题表现在疼痛（不健康比例 35.46%、38.07%、45.96%）和焦虑（不健康比例25.03%、26.49%、35.75%）；癌前病变患者和癌症患者表现较为同质，两类人群在行为水平、自我照顾情况、日常活动三个维度也开始出现比较严重的健康问题，而疼痛、焦虑是影响其健康状况最突出的两个维度；EQ-5D 各维度的水平转换为效用值之后发现，无癌症高危因素个体、有单一部位癌症高危因素个体健康效用值处于同一层次（$P_{50} = 1.000, P_{50} = 1.000$），有两种及以上部位癌症高危因素个体和癌前病变患者的健康效用值处于同一水平（$P_{50} = 0.875$，$P_{50} = 0.869$），高于癌症患者人群（$P_{50} = 0.795$）；五类人群健康效用值的影响因素不尽相同，总体而言年龄、职业、婚姻等三个因素是较广泛的影响因子，性别和医疗保险是无癌症高危因素个体的特异因子。五类人群的 EQ-VAS 评分均值分别为 74.84、77.51、77.60、70.96、70.81，不同人群的 EQ-VAS 评分的影响因素差异性很大，在人群中分布比较广泛的因素是年总收入。

研究结论：疼痛和焦虑两个因素在五类人群中的不健康比例都较高，尤其是癌前病变患者和癌症患者，提示应该加强癌症患者的日常疼痛监测及舒缓，同时加强心理干预，缓解焦虑情绪，提高生命质量。从无癌症高危因素个体到癌症患者，EQ-5D 和 EQ-VAS 都表现出下降的趋势，说明随着患癌风险提高，人们的健康生命质量愈差，提示癌症早筛、早诊早治有助于改善人们的生命质量。从健康效用值的影响因素角度来看，有广泛的因素影响人群的生命质量，癌症患者生命质量的影响因素主要是婚姻，提示应该加强癌症患者的社会、家庭支持，如加强日常生活照顾和关注患者的心理状态，及时排解患者的孤独感。此外职业是个广泛的影响因素，提示应该针对特定的人群提供一些福利性的工作岗位，挽回其社会归属感，提高健康相关生命质量。

二、数据来源及质量控制

1. 数据来源及预处理

本研究依托 2013—2014 年在北京市城市地区开展的食管癌、胃癌、大肠癌、肝癌、肺癌和乳腺癌人群筛查和早诊早治现场，采用欧洲五维健康量表（EQ-5D）对人群健康相关生活质量进行多维度测量，包括问卷和效用值换算表两部分组成。问卷调查结果可以用来描述人群的健康状况和获得 EQ-VAS 得分，使用效用值换算表则可进一步获得 EQ-5D 指数得分。通过五维健康量表主要了解受访者的行动能力、照顾自己能力、日常活动能力、疼痛或不舒服、焦虑或抑郁五个维度三个水平的情况及受访者对自身健康状况的评价情况。调查对象共五组：无癌症高危因素个体、有单一部位癌症高危因素个体、有两种及以上部位癌症高危因素个体、癌前病变患者和癌症患者，纳入标准为无精神异常、能够理解调查程序，且听力可保证调查正常进行。调查采用分层整群随机抽样的方法，调查员面对面访谈的方式进行问卷调查。调查员均为来自抽样机构的医务工作者，并接受了统一的培训。

本次调查共发放调查问卷 4160 份，回收 3675 份，回收率为 88.34%（癌症和癌前病变患者问卷回收率相对较差）。使用 Epidata 3.1 对调查问卷进行双录入，并使用 SPSS 19.0 对数据进行整理和统计分析。

数据清洗（数据删除和填充）：无癌症高危因素个体年龄小于 40 岁的样本删除，共 2 例；效用转换值缺失的样本因占比小于 5%，考虑删除，共删除 27 例；同理，健康状况值缺失样本考虑删除，共 13 例；医保情况、年收入、婚姻、教育状况缺失的案例共计 50 例，予以删除；无癌症高危因素个体的年龄缺失比例为 2.7%，小于 5%，考虑删除，剔除 27 个样本；有单一部位癌症高危因素个体、有两种及以上部位癌症高危因素个体、癌前病变患者群体和癌症患者群体四类人群的年龄缺失值占比分别为 14.9%、14.6%、36.8%、38.2%，采用直接 EM 法填充年龄；有单一部位癌症高危因素个体、有两种及以上部位癌症高危因素个体的年龄为偏态分布，缺失值采用中位数插补；癌前病变患者和癌症患者两类人群的年龄为正态分布，缺失值采用均值插补。经以上方法对数据进行预处理后，最终得到含 3556 个样本的完全数据库，有效率为 96.76%。

EQ-5D 效用值计算：于中国的 EQ-5D 量表效用值计算公式为：健康指数 = 1.0 – 常数项 – 各维度不同水平相应的标准系数 – 附加项 N3。其中常数项为 0.039，当全部选项均为"全部没有问题"时，则不减常数项；附加项 N3 为 0.022，当其中任一项选"有严重问题"时，则减去附加项 N3。各维度不同水平相应的标准系数见表 40。其中 MO2、SC2、UA2、PD2 和 AD2 表示：若是行动能力、自我照顾能力、日常活动能力、疼痛/不舒服及焦虑/抑郁处于水平 2 时为 1；MO3、SC3、UA3、PD3 和 AD3 表示以上五个维度处于水平 3 时为 1；当五个维度均处于水平 1 时，标准系数取 0。采用中国效用值积分体系计算上述五个维度分别处于水平 2、3、2、2、1 时的效用值即为：健康指数 = 1 – (0.039 + 0.099 + 0.208 + 0.074 + 0.092 + 0 + 0.022) = 0.466。根据表 40 结果可以计算所有 243 个健康状态的效用值。

表 40 中国版 EQ-5D-3L 效用值积分体系

MO2	MO3	SC2	SC3	UA2	UA3	PD2	PD3	AD2	AD3
0.099	0.246	0.105	0.208	0.074	0.193	0.092	0.236	0.086	0.205

2. 受访者基本情况

本次研究共获得 3556 人的完整数据，其中男性 1230 人（34.6%），女性 2326 人（65.4%），平均年龄为 55.66 岁。无癌症高危因素个体、有单一部位癌症高危因素个体、有两种及以上部位癌症高危因素个体、癌前病变患者、癌症患者分别为 987 人（27.8%）、993 人（27.9%）、607 人（17.1%）、207 人（5.8%）和 762 人（21.4%）。

无癌症高危因素个体、有单一部位癌症高危因素个体、有两种及以上部位癌症高危因素个体、癌前病变患者、癌症患者的平均年龄分别为 54.78 岁、55.58 岁、54.56 岁、59.67 岁和 57.69 岁，差异具有统计学意义（$a = 0.05$），癌前病变患者群体和癌症患者群体的平均年龄明显高于无癌症高危因素个体和有癌症高危因素个体，而癌前病变患者群体和癌症患者群体的平均年龄差异没有统计学意义（$a = 0.05$）；五类人群在性别、婚姻状况、教育程度、职业情况、医保类型、年收入和年龄段方面构成比均有显著性差异（$a = 0.05$），具体数据见表 41。

表 41 五类人群人口社会学基本信息描述性分析

人群基本信息		人数	无癌症高危因素个体（%）	有单一部位癌症高危因素个体（%）	有两种及以上部位癌症高危因素个体（%）	癌前病变患者（%）	癌症患者（%）
性别*	男	1230	28.40	29.50	17.10	60.90	56.00
	女	2326	71.60	70.50	82.90	39.10	44.00

（续）

人群基本信息		人数	无癌症高危因素个体（%）	有单一部位癌症高危因素个体（%）	有两种及以上部位癌症高危因素个体（%）	癌前病变患者（%）	癌症患者（%）
职业状况*	事业单位/公务员	568	20.30	12.60	14.80	16.40	15.60
	企业人员/工人	695	29.00	14.10	16.80	15.50	17.70
	公司职员	231	9.00	5.40	5.10	6.80	5.60
	个体工商户	87	1.20	1.40	1.50	4.80	5.50
	自由职业者	123	2.00	5.70	3.60	1.40	2.80
	农民/农民工	206	3.00	3.40	3.30	6.30	14.30
	无业人员	196	2.60	5.60	5.10	10.60	8.00
	退休人员	1352	28.50	49.80	46.30	37.20	28.60
	其他	98	4.40	1.80	3.50	1.00	1.80
教育情况*	未正式上过学	56	0.30	0.70	0.70	7.20	3.50
	小学	165	2.60	2.60	1.20	8.20	11.70
	初中	845	21.80	26.40	20.40	21.70	26.10
	高中/中专	1311	38.00	37.90	41.80	31.40	31.60
	大学/大专	1124	35.40	31.30	34.40	29.50	25.50
	研究生及以上	55	1.90	1.10	1.50	1.90	1.60
婚姻状况*	未婚	49	2.00	1.00	0.80	3.40	0.90
	同居	22	0.90	0.30	0.80	1.00	0.40
	已婚	3242	90.40	93.10	91.30	84.10	91.60
	离婚	115	4.60	3.30	3.10	3.90	1.30
	丧偶	121	1.90	2.00	3.60	7.70	5.80
	其他	7	0.20	0.30	0.30	0	0
年收入*	2.0万以下	324	4.80	9.50	9.90	10.60	13.30
	2.0万~3.8万	562	14.20	16.20	10.70	15.50	21.50
	4.0万~5.7万	771	25.50	17.90	18.90	21.70	23.80
	6.0万~7.6万	774	26.80	23.50	19.10	15.90	16.70
	8.0万~14.5万	880	22.30	28.00	31.60	28.50	17.20
	15.5万以上	245	6.40	4.90	9.70	7.70	7.60
医疗保险*	城镇职工	2472	79.70	70.30	76.80	58.00	52.60
	城镇居民	615	13.50	20.20	16.00	21.70	18.20
	新农合	337	4.90	6.30	4.30	12.60	22.80

（续）

人群基本信息		人数	无癌症高危因素个体（%）	有单一部位癌症高危因素个体（%）	有两种及以上部位癌症高危因素个体（%）	癌前病变患者（%）	癌症患者（%）
医疗保险*	商业保险	4	0.10	0.10	0	0	0.30
	自费	53	0.70	1.20	1.00	3.40	2.80
	其他	75	1.10	1.80	2.00	4.30	3.30
年龄组*	≤39 岁	46	0	0.10	0.20	4.3	4.6
	40~49 岁	619	23.7	16.8	19.3	10.1	10.5
	50~59 岁	1871	49.2	56.1	59.0	18.4	56.7
	60~69 岁	902	27.1	26.6	21.3	52.2	17.6
	≥70 岁	118	0	0.4	0.3	15.0	10.6

注：＊表示统计结果具有显著性差异，$a = 0.05$。

三、基于 EQ-5D-3L 人群生命质量分析结果

1．EQ-5D 各维度水平在人群的分布情况

从表42、图31中可以看出，无癌症高危因素个体的五个维度中行为、自我照顾情况、日常活动情况等状态较好，处于完全健康水平的比例分别为95.28%、96.36%、94.49%，而疼痛、焦虑两个维度均存在不同程度的健康问题，比例分别为35.89%、25.96%。无癌症高危因素个体的行为水平、日常活动、自我照顾、焦虑情况明显优于癌前病变人群、癌症人群（$P < 0.005$），另外自我照顾情况明显差于有单一部位癌症高危因素个体、有两种及以上部位癌症高危因素个体（$P < 0.005$，$P < 0.005$），疼痛情况明显好于有两种及以上部位癌症高危因素个体、癌症患者（$P < 0.005$，$P < 0.005$），焦虑情况明显好于有两种及以上部位癌症高危因素个体（$P < 0.005$）。

表 42　五种人群的健康状况（EQ-5D-3L）

维度	水平	无癌症高危因素个体		有单一部位癌症高危因素个体		有两种及以上部位癌症高危因素个体		癌前病变患者		癌症患者	
		人数	比例（%）	人数	比例（%）	人数	比例（%）	人数	比例（%）	人数	比例（%）
行为水平	1	940	95.24	947	95.37	579	95.39	149	71.98	552	72.44
	2	47	4.76	45	4.53	28	4.61	42	20.29	158	20.73
	3	0	0	1	0.10	0	0	16	7.73	52	6.82
自我照顾情况	1	953	96.56	989	99.60	603	99.34	169	81.64	574	75.33
	2	34	3.44	4	0.40	4	0.66	27	13.04	133	17.45
	3	0	0	0	0	0	0	11	5.31	55	7.22

（续）

维度	水平	无癌症高危因素个体		有单一部位癌症高危因素个体		有两种及以上部位癌症高危因素个体		癌前病变患者		癌症患者	
		人数	比例（%）	人数	比例（%）	人数	比例（%）	人数	比例（%）	人数	比例（%）
日常活动情况	1	933	94.53	948	95.47	556	91.60	142	68.60	479	62.86
	2	54	5.47	45	4.53	51	8.40	47	22.71	214	28.08
	3	0	0	0	0	0	0	18	8.70	69	9.06
疼痛情况	1	631	63.93	610	61.43	321	52.88	125	60.39	317	41.60
	2	350	35.46	378	38.07	279	45.96	80	38.65	412	54.07
	3	6	0.61	5	0.50	7	1.15	2	0.97	33	4.33
焦虑情况	1	729	73.86	723	72.81	386	63.59	128	61.84	436	57.22
	2	247	25.03	263	26.49	217	35.75	74	35.75	299	39.24
	3	11	1.11	7	0.70	4	0.66	5	2.42	27	3.54

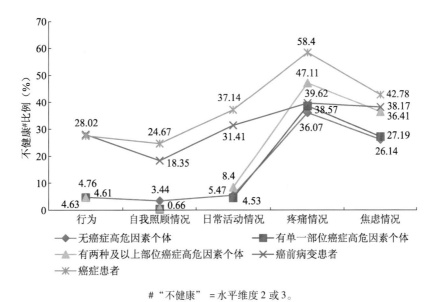

"不健康" = 水平维度 2 或 3。

图31 五类人群不同维度的健康状况

有单一部位癌症高危因素个体的行为、自我照顾情况、日常活动三个维度的健康状态较好，特别是自我照顾情况维度，处于完全健康的比例达 99.60%，而疼痛、焦虑两个维度分别有 38.41%、26.93% 的个体存在不同程度的问题。有单一部位癌症高危因素个体的行为水平、自我照顾、日常活动、焦虑情况方面的健康水平明显高于癌前患者、癌症患者（$P < 0.005$），日常活动、疼痛情况明显好于有两种及以上部位癌症高危因素个体（$P < $

0.005，$P < 0.005$），疼痛情况明显好于癌症患者（$P < 0.005$），此外焦虑情况明显好于有两种及以上部位癌症高危因素个体（$P < 0.005$）。

有两种及以上部位癌症高危因素个体的健康问题主要是疼痛和焦虑，分别有 46.82%、36.22% 的人存在健康问题。有两种及以上部位癌症高危因素个体的行为水平、自我照顾情况、日常生活情况明显好于癌前患者、癌症患者（$P < 0.005$，$P < 0.005$），疼痛情况、焦虑情况明显好于癌症患者（$P < 0.005$），而与癌前病变患者异质性不大。

不同于前面三类人群，癌前病变患者的行为水平、自我照顾情况、日常生活三个维度都出现不同程度健康问题，其中日常生活情况出现健康问题的比例达 31.28%，此外癌前病变患者的疼痛、焦虑状况也不容乐观，分别有 40.28%、37.92% 的人群出现不同程度的疼痛、焦虑。癌前病变患者的疼痛情况明显好于癌症患者（$P < 0.005$），其他维度异质性不明显。癌症患者的五个健康维度均出现不同程度的问题，其中最为严重的是疼痛情况维度，高达 59.42% 的人群觉得疼痛或者不舒服，此外癌症患者的焦虑情况也很严重，自我认为焦虑的患者占 43.97%。

综上，无癌症高危因素个体、有单一部位癌症高危因素个体、有两种及以上部位癌症高危因素个体表现较为同质，三类人群健康状况的五个维度均尚好，主要健康问题为疼痛和焦虑；癌前病变患者和癌症患者表现较为同质，两类人群在行为水平、自我照顾情况、日常活动三个维度开始出现比较严重的健康问题，而疼痛、焦虑是影响其健康状况最突出的两个维度。

2. EQ-5D-3L 效用值计算及分析

经计算得出五类人群的 EQ-5D-3L 效用值分布（表 43、图 32）。

表 43　EQ-5D-3L 效用值在五类人群中的分布情况

统计量	无癌症高危因素个体	有单一部位癌症高危因素个体	有两种及以上部位癌症高危因素个体	癌前病变患者	癌症患者	总数
N	987	993	607	207	762	3556
平均值	0.911	0.913	0.887	0.804	0.759	0.869
中位数	1.000	1.000	0.875	0.869	0.795	0.875
四分位数						
P_{25}	0.856	0.869	0.783	0.702	0.683	0.783
P_{75}	1.000	1.000	1.000	1.000	1.000	1.000
极值						
极小值	0.325	0.325	0.325	0.498	−0.149	−0.149
极大值	1.000	1.000	1.000	1.000	1.000	1.00

从表 43、图 32 中可以看出，无癌症高危因素个体和有单一部位癌症高危因素个体健康效用值处于同一水平，高于剩余三种人群；有两种及以上部位癌症高危因素个体和癌前病变患者的健康效用值处于同一水平，高于癌症患者人群。

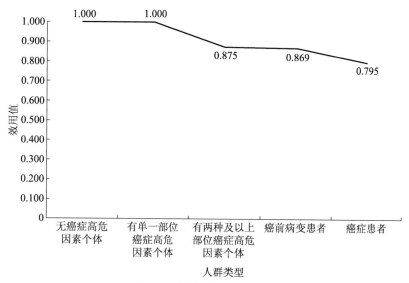

图 32 不同类型人群的效用值

经 Kruskal-Wallis 秩和检验，五类人群的 EQ-5D-3L 健康效用值分布存在显著性差异（$P < 0.05$，$\alpha = 0.05$）；成对两两比较，除无癌症高危因素个体与有单一部位癌症高危因素个体（$P = 0.756$）、有两种及以上部位癌症高危因素个体与癌前病变患者（$P = 0.005$）两两对比较没有显著性（$\alpha = 0.005$），剩余八对人群的效用值分布均有显著性差异。

3. EQ-5D-3L 健康效用值影响因素分析

经秩和检验，EQ-5D-3L 健康效用值在五类人群中分布有差异的变量不尽相同，无癌症高危因素个体健康效用值在性别、年龄、教育、职业、婚姻、医疗保险、年总收入等变量的不同水平分布有显著性差异（$P < 0.05$），而接受单一筛查的高危人群健康效用值在年龄、职业、婚姻、年总收入等变量上呈现显著性差异，此外接受两种及以上筛查的高危人群在年龄、职业两个变量上有健康效用值的显著性差异，癌前病变患者的显著性变量为年龄、教育、职业、婚姻，癌症人群中不同婚姻状况个体的健康效用值有明显差异（表 44、表 45、图 33）。

表 44 影响健康效用值的单因素分析

变量		无癌症高危因素个体	有单一部位癌症高危因素个体	有两种及以上部位癌症高危因素个体	癌前病变患者	癌症患者
性别	男	0.925	0.910	0.897	0.801	0.759
	女	0.906	0.909	0.885	0.808	0.759
年龄	≤39 岁				0.842	0.817
	40~49 岁	0.922	0.937	0.906	0.935	0.786
	50~59 岁	0.910	0.908	0.890	0.875	0.760
	60~69 岁	0.904	0.907	0.864	0.785	0.747
	≥70 岁		0.840	0.826	0.681	0.718

（续）

变量		无癌症高危因素个体	有单一部位癌症高危因素个体	有两种及以上部位癌症高危因素个体	癌前病变患者	癌症患者
教育	未正式上过学	0.927	0.886	0.859	0.479	0.736
	小学	0.909	0.907	0.888	0.791	0.688
	初中	0.925	0.900	0.876	0.843	0.763
	高中/中专	0.910	0.915	0.879	0.842	0.771
	大学/大专	0.908	0.922	0.906	0.861	0.772
	研究生及以上	0.837	0.891	0.878	0.857	0.783
职业	事业单位/公务员	0.932	0.937	0.911	0.900	0.794
	企业人员/工人	0.892	0.915	0.910	0.852	0.773
	公司职员	0.918	0.951	0.910	0.799	0.801
	个体工商户	0.932	0.903	0.862	0.828	0.830
	自由职业者	0.922	0.940	0.891	0.956	0.794
	农民/农民工	0.899	0.918	0.924	0.543	0.724
	无业人员	0.896	0.899	0.879	0.822	0.756
	退休人员	0.918	0.901	0.868	0.769	0.722
	其他	0.895	0.880	0.887	0.935	0.762
婚姻	未婚	0.959	0.949	0.880	0.845	0.922
	同居	0.834	0.915	0.893	0.644	0.795
	已婚	0.914	0.915	0.888	0.826	0.766
	离婚	0.885	0.891	0.867	0.650	0.808
	丧偶	0.871	0.865	0.894	0.640	0.609
	其他		0.661	0.892		
年总收入（万）	≤2.0	0.877	0.880	0.892	0.675	0.760
	2.0~3.9	0.896	0.909	0.888	0.783	0.745
	4.0~5.9	0.900	0.909	0.892	0.834	0.777
	6.0~7.9	0.907	0.927	0.864	0.794	0.742
	8.0~14.9	0.941	0.910	0.891	0.840	0.737
	≥15.0	0.934	0.950	0.907	0.826	0.825
医疗保险	自费	0.846	0.888	0.837	0.678	0.799
	城镇职工/城镇居民	0.912	0.914	0.888	0.811	0.756
	新农合	0.922	0.909	0.887	0.828	0.770
	其他	0.814	0.869	0.880	0.708	0.720

表 45　单因素分析结果

变量	EQ-5D-3L 健康效用值				
	无癌症高危因素个体	有单一部位癌症高危因素个体	有两种及以上部位癌症高危因素个体	癌前病变患者	癌症患者
性别	X	O	O	O	O
年龄	O	X	X	X	O
教育	X	O	O	X	O
职业	X	X	X	X	O
婚姻	X	X	O	X	X
医疗保险	X	O	O	O	O
年总收入	X	X	O	O	O

注：X 表示该人群健康效用值在该变量上分布有显著性差异，O 则表示没有显著性差异。

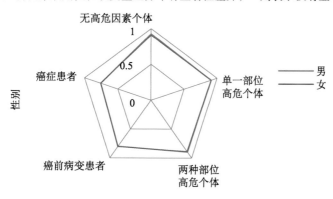

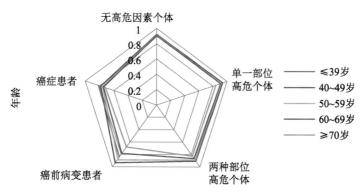

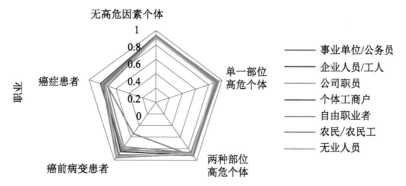

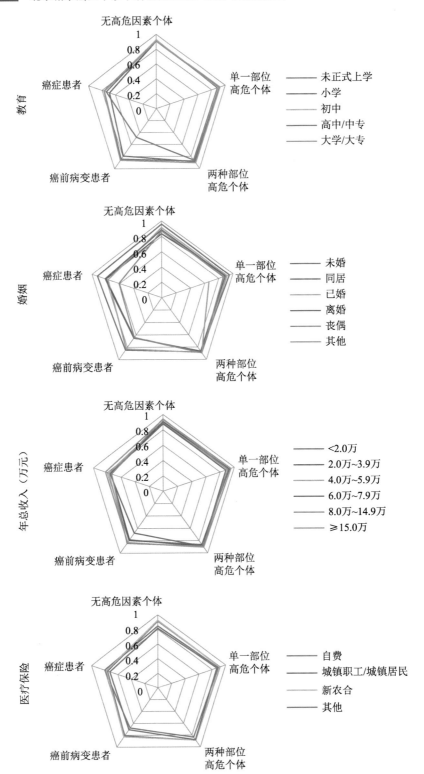

无高危因素个体指的是无癌症高危因素个体；单一部位高危个体指的是有单一部位癌症高危因素个体；两种部位高危个体指的是有两种及以上部位癌症高危因素个体。

图33　健康效用值的单因素分析

4．EQ-5D-VAS 人群生命质量分析结果

（1）不同人群 VAS 值的统计学描述

无癌症高危因素个体、有单一部位癌症高危因素个体、有两种及以上部位癌症高危因素个体、癌前病变患者和癌症患者五类人群的 EQ-VAS 评分均值分别为 74.84、77.51、77.60、70.96、70.81，见表 46、图 34。五类人群自我评价健康得分之间有统计学差异（$P < 0.05$），两两比较采用了 Bon 校正法，有癌症高危因素个体、癌症患者与无癌症高危因素个体的自我评价健康得分之间有统计学差异（$P < 0.05$），有单一部位癌症高危因素个体、有两种及以上部位癌症高危因素个体的自我评价健康得分之间没有统计学差异（$P > 0.05$）、癌前病变患者和癌症患者的自我评价健康得分之间没有统计学差异（$P > 0.05$）。

表 46　不同人群 VAS 值的统计学描述

统计量	无癌症高危因素个体	有单一部位癌症高危因素个体	有两种及以上部位癌症高危因素个体	癌前病变患者	癌症患者
N	987	993	607	207	762
均值	74.84	77.51	77.6	70.96	70.81
标准差	16.962	13.187	13.865	18.69	19.553
标准误	0.54	0.418	0.563	1.299	0.708
95% 置信区间					
下限	73.78	76.69	76.5	68.4	69.42
上限	75.9	78.33	78.71	73.52	72.21
极小值	10	15	10	15	0
极大值	100	100	100	100	100

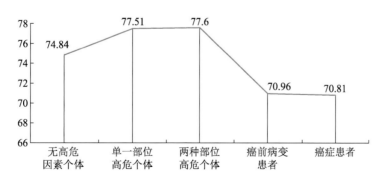

无高危因素个体指的是无癌症高危因素个体；单一部位高危个体指的是有单一部位癌症高危因素个体；两种部位高危个体指的是有两种及以上部位癌症高危因素个体。

图 34　EQ-VAS 均值

（2）影响 EQ-5D-VAS 的单因素分析

无癌症高危因素个体中，不同年龄 EQ-VAS 评分有差异（$P<0.05$），40～49 岁年龄组的 EQ-VAS 评分最高，为 78.15 分。不同教育状况 EQ-VAS 评分有差异（$P<0.05$），未正式上学最高，为 85.00 分；研究生及以上最低，为 58.00 分。不同职业人群的 EQ-VAS 评分有差异（$P<0.05$），个体工商户最高，为 85.42 分；企业人员/工人、无业人员得分较低，分别为 71.49 分和 71.62 分。不同婚姻 EQ-VAS 评分有差异（$P<0.05$），已婚最高，为 75.48 分；丧偶最低，为 67.79 分。不同年收入 EQ-VAS 评分有差异（$P<0.05$），15 万以上人群得分最高，为 85.87 分；6.0～7.9 万最低，为 70.78 分。不同医疗保险 EQ-VAS 评分（$P<0.05$），新农合最高，其他/商业最低。

有单一部位癌症高危因素个体中，不同性别 EQ-VAS 评分有差异（$P<0.05$），男性高于女性。不同职业 EQ-VAS 评分有差异（$P<0.05$），无业人员最低，为 70.54 分；企业人员/工人最高，为 80.85 分。不同年收入 EQ-VAS 评分有差异（$P<0.05$），15 万以上最高，为 82.02 分；2.0～3.9 万最低，为 75.30 分。

有两种及以上部位癌症高危因素个体中，不同职业 EQ-VAS 评分有差异（$P<0.05$），农民/农民工最高，为 84.50 分；无业人员最低，为 73.16 分。不同年收入 EQ-VAS 评分有差异（$P<0.05$），15 万以上最高，为 82.31 分；2.0 万以下最低，为 71.05 分。

癌前病变患者人群中，不同年龄 EQ-VAS 评分有差异（$P<0.05$），40～49 岁最高，为 83.81 分；≥70 岁人群 VAS 得分最低，为 65.26 分；不同教育状况 EQ-VAS 评分有差异（$P<0.05$），未正式上学最低，为 60.20 分；研究生及以上最高，为 82.50 分。不同职业 EQ-VAS 评分有差异（$P<0.05$），自由职业者最低，为 56.67；事业单位/公务员较高，为 76.38 分；不同婚姻 EQ-VAS 评分有差异（$P<0.05$），未婚最高，为 81.43 分；离婚最低，为 44.63 分。不同年收入 EQ-VAS 评分有差异（$P<0.05$），15 万以上最高，为 77.81 分；2.0～3.9 万最低，为 65.16 分。

癌症患者人群中，不同职业的 EQ-VAS 得分有差异（$P<0.05$），个体工商户 EQ-VAS 得分最高，为 79.62 分；退休人员 EQ-VAS 得分最低，为 67.95 分。年龄组、婚姻状况、年收入、医保等情况没有显著差异（表 47、表 48、图 35）。

表 47　影响 EQ-5D-VAS 的单因素分析表

项目	无癌症高危因素个体	有单一部位癌症高危因素个体	有两种及以上部位癌症高危因素个体	癌前病变患者	癌症患者
性别					
男	76.17	79.30	78.50	69.71	70.32
女	74.31	76.76	77.42	72.91	71.44
年龄					
≤39 岁	—	80.00	75.00	72.78	70.00
40～49 岁	78.15	79.19	78.91	83.81	73.35
50～59 岁	73.85	76.96	77.87	69.47	70.09

（续）

项目	无癌症高危因素个体	有单一部位癌症高危因素个体	有两种及以上部位癌症高危因素个体	癌前病变患者	癌症患者
60~69岁	73.73	77.64	75.66	70.47	70.76
≥70岁	—	75.00	80.00	65.26	72.63
教育程度					
未正式上学	85.00	74.29	81.25	60.20	74.52
小学	80.58	79.08	80.71	61.76	65.62
初中	74.98	76.45	76.85	73.71	71.63
高中	73.46	77.72	76.79	70.51	71.11
大学	76.63	77.95	78.78	73.87	71.58
研究生及以上	58.00	81.91	79.56	82.50	69.08
职业状况					
事业单位/公务员	78.19	79.54	77.29	76.38	73.14
企业人员/工人	71.49	80.85	81.32	71.25	70.38
公司职工	76.83	78.17	77.68	73.21	70.00
个体工商户	85.42	72.86	76.67	58.20	79.62
自由职业	83.95	76.95	78.68	56.67	67.62
农民/农民工	78.17	80.15	84.50	60.77	70.00
无业人员	71.62	70.54	73.16	75.23	74.00
退休人员	75.11	76.75	76.46	70.26	67.95
其他	68.02	78.78	75.38	90.00	73.14
婚姻状况					
未婚	71.25	80.20	77.00	81.43	58.57
同居	69.11	78.33	88.00	65.50	68.33
已婚	75.48	77.53	77.51	72.68	71.23
离婚	68.11	78.33	73.11	44.63	66.00
丧偶	67.79	76.05	81.41	61.56	67.41
其他	67.50	63.33	80.00	—	—
家庭年收入					
2.0万以下	73.17	76.36	71.05	66.36	70.42
2.0万~3.9万	73.67	75.30	72.66	65.16	71.09
4.0万~5.9万	72.69	78.08	80.02	68.11	70.46
6.0万~7.9万	70.78	76.95	74.34	69.06	71.46

（续）

项目	无癌症高危因素个体	有单一部位癌症高危因素个体	有两种及以上部位癌症高危因素个体	癌前病变患者	癌症患者
8.0万~14.9万	80.11	78.50	80.41	77.20	69.71
15.0万以上	85.87	82.02	82.31	77.81	72.91
医疗保险					
城镇职工/城镇居民	74.16	77.59	77.54	70.28	69.95
新农合	90.25	77.44	76.27	76.23	73.48
自费	69.86	74.50	83.33	68.71	72.10
其他/商业	67.67	76.05	80.67	70.00	69.96

表48　单因素分析结果

变量	EQ-VAS 得分				
	无癌症高危因素个体	有单一部位癌症高危因素个体	有两种及以上部位癌症高危因素个体	癌前病变患者	癌症患者
性别	O	X	O	O	O
年龄	X	O	O	O	O
教育	X	O	O	X	O
职业	X	O	O	O	O
婚姻	X	O	O	O	O
医疗保险	X	O	X	O	O
年总收入	X	X	X	O	O

注：X表示该人群健康效用值在该变量上分布有显著性差异，O则表示没有显著性差异。

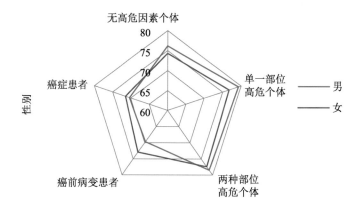

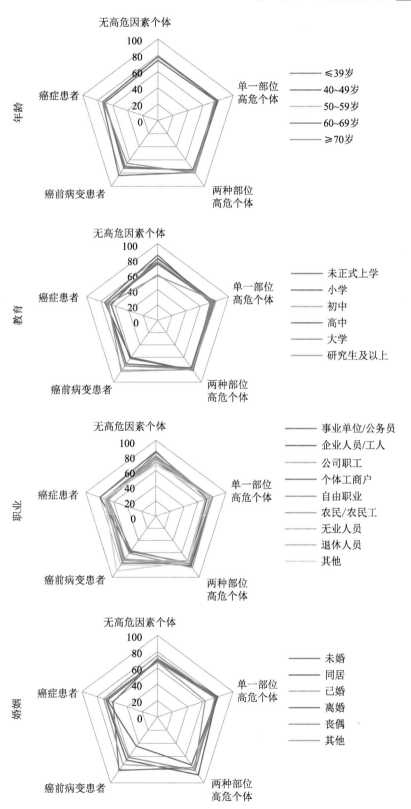

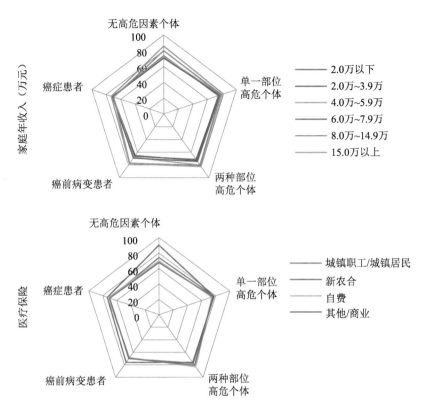

无高危因素个体指的是无癌症高危因素个体；单一部位高危个体指的是有单一部位癌症高危因素个体；两种部位高危个体指的是有两种及以上部位癌症高危因素个体。

图35　EQ-VAS 单因素分析

5. 健康效用值和 EQ-VAS 的比较

健康效用值和 EQ-VAS 评分的分布特点不尽相同，这可能是由于健康效用值反映的是受访者对不同健康状态的偏好，而 EQ-VAS 评分是受访者对自身健康状态的主观判断，这两者捕捉到的健康信息有所差异。本研究中，无癌症高危因素个体、癌前病变患者、癌症患者健康效用值的中位数显著高于其 EQ-VAS 均值。有 40% 的癌前病变患者和 27% 的癌症患者效用值为 1，这就说明在效用值为 1 的群体中有一部分是完全健康的个体，而有一部分是癌前病变人群和癌症患者人群，而这部分差异并没有被识别。例如：某人略感身体不适，但其程度又不及中等水平（即第四维度第二水平），此时，该受访者很可能会选择在该维度上没有问题，其他维度亦然。这表明健康效用值存在"天花板效应"。由于疾病会不同程度影响居民的生命质量，提示在选择完全健康的人群中，其真实健康差异有待更加准确地测量（图36）。

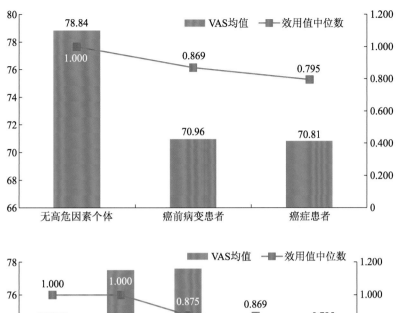

图36 EQ-VAS 和健康效用值对比

四、结论

疼痛和焦虑两个因素在五类人群中的不健康比例都较高，尤其是癌前患者和癌症患者，提示应该加强癌症患者的日常疼痛监测及舒缓，同时加强心理干预措施，缓解焦虑情绪，提高生命质量。生命质量使健康的概念更加清晰，生命质量评价的应用，使健康测量发生了从物质到精神，从客观到主观的转变，不仅从人的生物属性出发，而且将人作为社会的人来对待，重视人的社会性和心理状态，研究表明心境状况是影响生命质量的直接变量，因此给予有效的心理支持，让患者保持积极乐观的心态是促进癌症患者身心健康的有效途径。

从无癌症高危因素个体到癌症患者，EQ-5D 和 EQ-VAS 都表现出下降的趋势，说明随着患癌风险提高，人们的健康生命质量愈差，提示癌症早筛、早诊早治对于评估、改善人群生命质量的重要性。美国的癌症防控重点就是预防和早期诊断，美国国家疾病预防与控制中心成立了结直肠癌控制项目，提供资金资助 25 个州及 4 个组织机构，为低收入人群提供一定帮助，另外美国疾病预防与控制中心的国家肿瘤控制项目提供资金和技术支持，为肿瘤防治提供全面、持续性的帮助，包括预防、早期诊断和治疗、延长生存期等措施。

从健康效用值的影响因素角度来看，有广泛的因素影响人群的生命质量，癌症患者生命质量的影响因素主要是婚姻，提示应该加强癌症患者的社会、家庭支持，如加强日常生活照顾和关注患者的心理状态，及时排解患者的孤独感，此外职业是个广泛的影响因素，提示应该针对特定的人群提供一些福利性的工作岗位，挽回其社会归属感，提高健康相关生命质量。

参 考 文 献

1. 冯小君，胡苏珍，陈燕. 社区癌症患者生命质量与影响因素［J］. 实用医学杂志, 2005, 21（17）: 1969 – 1970.
2. 李雪飞. 癌症患者生命质量的影响因素及心理干预效果的研究［D］. 西安：陕西师范大学, 2008.
3. 张亚玮，邓茜，毕晓峰，等. 美国肿瘤预防控制概况［J］. 中国肿瘤, 2011, 20（9）: 630 – 634.

▶ 第四章

基于 EQ-5D 及 FACT 量表的癌症患者生命质量评估

一、摘要

研究目的：本研究依托 2013—2014 年在北京市城市地区开展的食管癌、胃癌、大肠癌、肝癌、肺癌和乳腺癌的人群筛查和早诊早治现场，采用欧洲五维健康量表（EQ-5D）及癌症治疗功能评价量表（Functional Assessment of Cancer Therapy，FACT）对癌症及癌前患者的健康相关生命质量进行测量。

研究方法：对量表得分分布进行分癌症的描述性分析统计，并从不同治疗手段和不同分期角度进行生命质量得分结果的分析。

研究结果：FACT 有效问卷 1008 份，EQ-5D 有效问卷 1001 份。从 EQ-5D 结果得到，肺部、乳腺、大肠、食管、肝部、胃部这六个部位癌症患者的效用值得分分别为 0.7570、0.8690、0.7950、0.8285、0.8690、0.8690，VAS 得分分别为 0.7000、0.7900、0.7000、0.7250、0.7000、0.7000。FACT 量表中肺部、乳腺、大肠、食管、肝部、胃部这六个部位癌症患者的标化评分分别为 64.57、71.89、70.44、67.56、67.21、68.91。不同分期及不同治疗方式癌症患者的生活质量得分也不同。

研究结论：EQ-5D 量表的健康状况效用值总体高于 VAS 评分；不同癌症、不同分期及不同治疗方式的癌症患者生活质量得分基本不相同。

二、数据来源及质量控制

1. 人群基本情况

参与 EQ-5D 调查的癌症和癌前病变人群都参与了 FACT 生活质量调查，共 1008 人。其中 EQ-5D 调查中有 7 人未填写选项或填写不完整，FACT 调查中若条目的回答上有缺失值（未回答），则该人的该条目得分也为缺失值（未计算得分），相应领域的计分方法为：

该领域各条目得分之和 × 该领域的条目数 ÷ 实际回答的条目数

所以共 1001 人完成了 EQ-5D 及 FACT 生活质量调查。

2. 调查量表的结构

EQ-5D 由问卷和效用值换算表两部分组成。问卷调查结果可以用来描述人群的健康状况和获得 EQ-VAS 得分，使用效用值换算表则可进一步获得 EQ-5D 指数得分，方法同上。

FACT 的条目均采用等级式条目设置，分为：一点也不（0）、有一点（1）、有些（2）、相当（3）、非常（4）五个等级。在评分时正向条目直接计 0~4 分，逆向条目（即回答选项的数码越大，生命质量越差）则反向计分，即填写第一个等级者计 4 分、填写第二个等级者计 3 分，依次类推。用公式表达为：正向条目得分 =（0 + 回答选项数码）；逆向条目得分 =（4 - 回答选项数码）。将领域所包括的条目得分相加即可得到该领域的得分，通用部分及 6 种癌症的特异性部分记分见表 49。

表 49　FACT 量表得分计算方法[①]

部分	分类	得分范围	计分方法（相应条目得分相加）	逆向条目
通用部分	生理状况	0~28	GP1 + GP2 + GP3 + GP4 + GP5 + GP6 + GP7	GP1/GP2/GP3/GP4/GP5/GP6/GP7
	社会/家庭状况	0~28	GS1 + GS2 + GS3 + GS4 + GS5 + GS6 + GS7	—
	情感状况	0~24	GE1 + GE2 + GE3 + GE4 + GE5 + GE6	GE1/GE3/GE4/GE5/GE6
	功能状况	0~28	GF1 + GF2 + GF3 + GF4 + GF5 + GF6 + GF7	—
特异性部分	肺部病变	0~28	B1 + C2 + L1 + L2 + C6 + L3 + L4	B1/C2/L2/L3
	乳腺病变	0~36	B1 + B2 + B3 + B4 + B5 + B6 + B7 + B8 + B9	B1~B3、B5~B8
	大肠病变	0~28	C1 + C2 + C3 + C4 + C5 + C6 + C7	C1/C2/C5
	食道病变	0~68	HN1 + HN2 + HN3 + HN4 + HN5 + HN10 + HN7 + E1 + E2 + E3 + E4 + E5 + E6 + C6 + E7 + ACT11 + C2	HN2/HN3/E1/E2/E3/E4/E5/E7/ACT11/C2
	肝部病变	0~72	C1 + C2 + C3 + C4 + C5 + C6 + HEP1 + CNS7 + CX6 + HI7 + AN7 + HEP2 + HEP3 + HEP4 + HEP5 + HEP6 + HN2 + HEP8	C1/C2/C5/HEP1/CNS7/CX6/HI7/HEP2/HEP3/HEP4/HEP5/HEP6/HN2/HEP8
	胃部病变	0~76	C2 + GA1 + GA2 + HN1 + GA6 + GA5 + C1 + GA12 + GA4 + E6 + GA10 + GA9 + GA7 + HEP8 + GA14 + C5 + AN2 + HI12 + LEU4	C2/GA1/GA2/GA6/GA5/C1/GA12/GA4/GA10/GA9/GA7/HEP8/GA14/C5/AN2/HI12/LEU4

注：由于不同领域的评分范围不同，导致不能相互比较，故使用比例法将分数换算为百分制，相应公式为：该领域的评分 ÷ 该领域的最大分值 ×100。

---

① Facit. org. Questionnaires of FACT. Retrieved January 14, 2016 from http://www.facit. org/FACITOrg/Questionnaires

三、基于 EQ-5D 患者生命质量分析结果

1. 病变人群部分描述及评分

参与 EQ-5D 调查的癌症和癌前病变人群都参与了 FACT 生活质量调查，共 1008 人。其中 EQ-5D 调查中有 7 人未填写选项或填写不完整，所以共 1001 人完成了 EQ-5D 及 FACT 生活质量调查。

经 Kruskal-Wallis 检验，6 种不同病变部位人群行动能力、日常活动、疼痛和自我照顾能力 4 个维度均具有显著差异（$\chi^2 = 33.359$、23.977、14.230、14.063，$P < 0.05$），而焦虑维度无明显差异（$\chi^2 = 3.081$，$P > 0.05$）。

进一步做 Mann-Whitney 检验进行两两比较可知，在行动能力和日常活动能力两个维度，肺部病变人群均显著低于其他 5 种病变（$P < 0.05$），不能下床活动和无法进行日常活动的比例分别达 19.15% 和 17.73%。而乳腺病变对患者活动的影响相对较小，在行动能力维度方面，乳腺病变人群显著好于其余 5 种病变（$P < 0.05$），其行动无任何困难的比例达到了 82.01%。

在自我照顾能力维度方面，除食管病变外，肺部病变人群与乳腺病变、大肠病变、肝部病变和胃部病变 4 类人群比较，差异均有统计学意义（$P < 0.05$）。只有 63.83% 的肺部病变人群照顾自己不受任何影响，而其余 4 类病变人群这一比例均超过了 75%；同时完全无法自己洗漱穿衣的肺部病变人群达到了 12.77%，而其余 4 类病变人群均未达 8%。

在疼痛维度方面，食管病变和肺部病变人群的疼痛问题较为突出，没有任何疼痛或不舒服的比例均不到 40%，同时极度疼痛的比例均超过了 5%。两两比较发现，食管病变和肺部病变人群的疼痛程度均显著高于乳腺病变、肝部病变和胃部病变人群（$P < 0.05$）。

在焦虑维度方面，肺部和大肠病变的人群焦虑程度相对更高，无任何焦虑或抑郁的比例不到 55%，且极度焦虑或抑郁的比例超过了 5%，但与其他病变部位比较，差异无统计学意义（$P > 0.05$）。

不同病变部位的人群中，五个维度的特征呈现一定的共性。相比其他 4 个维度，疼痛都是最主要的问题，处于 1 级完好状态的比例在不同病变部位人群中都最低。其次主要为焦虑问题。但存在疼痛和焦虑问题的人群中，2 级水平所占比例大，极度疼痛或焦虑的 3 级水平比例较小。同时，肺部病变人群的生活质量受影响程度最大，特别在日常活动和行动能力方面。这可能是由于肺部病变造成肺部的通换气功能受损，影响机体供氧，患者可能采取某些强迫体位等，较大程度地制约了患者的活动。而乳腺病变人群生活质量总体情况较好，但可能由于某些肢体部位制动的原因，日常活动和自我照顾能力相对受到影响。食管病变人群的疼痛问题比较突出，完全无法进行日常活动的比例较大，达到了 12.16%。大肠、肝部和胃部病变人群在疼痛和焦虑问题之外，主要影响体现在日常活动能力受损（表 50、图 37）。

表 50　不同病变部位患者的 EQ-5D 结果构成

维度	选项	肺部病变		乳腺病变		大肠病变		食管病变		肝部病变		胃部病变	
		人数	比例	人数	比例	人数	比例	人数	比例	人数	比例	人数	比例
行动	1	78	55.32%	155	82.01%	78	67.83%	106	71.62%	201	71.79%	92	71.88%
	2	36	25.53%	28	14.81%	29	25.22%	27	18.24%	61	21.79%	29	22.66%
	3	27	19.15%	6	3.17%	8	6.96%	15	10.14%	18	6.43%	7	5.47%
照顾自己	1	90	63.83%	143	75.66%	88	76.52%	108	72.97%	221	78.93%	102	79.69%
	2	33	23.40%	35	18.52%	18	15.65%	26	17.57%	38	13.57%	19	14.84%
	3	18	12.77%	11	5.82%	9	7.83%	14	9.46%	21	7.50%	7	5.47%
日常活动	1	65	46.10%	123	65.08%	72	62.61%	95	64.19%	183	65.36%	92	71.88%
	2	51	36.17%	55	29.10%	32	27.83%	35	23.65%	74	26.43%	23	17.97%
	3	25	17.73%	11	5.82%	11	9.57%	18	12.16%	23	8.21%	13	10.16%
疼痛	1	52	36.88%	87	46.03%	51	44.35%	55	37.16%	139	49.64%	64	50.00%
	2	81	57.45%	99	52.38%	58	50.43%	81	54.73%	132	47.14%	61	47.66%
	3	8	5.67%	3	1.59%	6	5.22%	12	8.11%	9	3.21%	3	2.34%
焦虑	1	76	53.90%	110	58.20%	63	54.78%	86	58.11%	162	57.86%	77	60.16%
	2	53	37.59%	77	40.74%	46	40.00%	59	39.86%	112	40.00%	47	36.72%
	3	12	8.51%	2	1.06%	6	5.22%	3	2.03%	6	2.14%	4	3.13%

注：表中"行动"维度的1、2、3分别指四处走动没有困难、有些不方便、不能下床活动；"照顾自己"维度的1、2、3分别指没有困难、有些困难、无法照顾自己；"日常活动"维度的1、2、3分别指没有困难、有些困难、无法进行日常活动；"疼痛/不舒服"维度的1、2、3分别指没有、中度、极度疼痛/不舒服；"焦虑/抑郁"维度的1、2、3分别指不觉得、中度、极度焦虑/抑郁。下同。

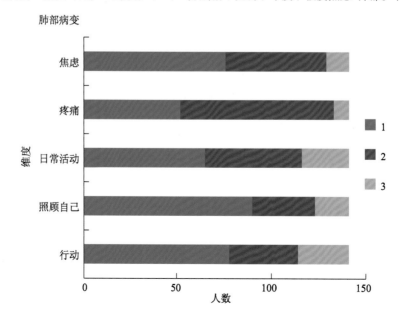

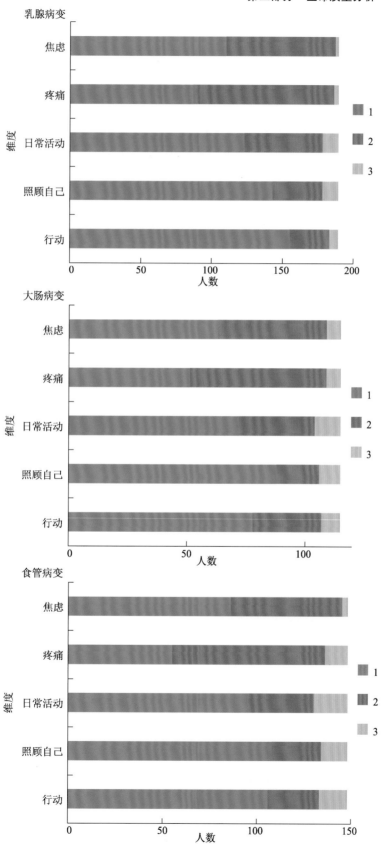

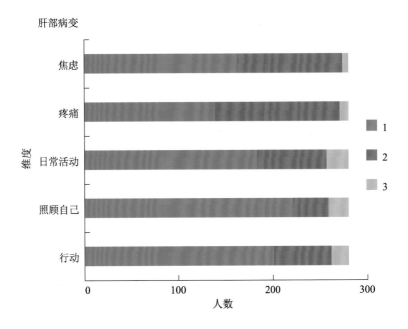

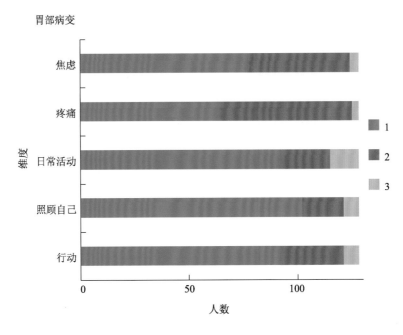

图 37　不同病变部位患者的 EQ-5D 结果构成

　　所有参与调查的病变人群中，肝部病变的人数最多，占到了 27.97%；大肠病变的人数最少，占到了 11.49%。健康效用值从高到低分别为乳腺病变、胃部病变、肝部病变、大肠病变、食管病变、肺部病变；VAS 的评分从高到低分别为乳腺病变、肝部病变、食管病变、胃部病变、肺部病变、大肠病变（表 51、图 38）。

表51　6种病变效用值及 VAS 评分

癌变或癌前病变部位	健康状况效用值	VAS	人数	比例
肺	0.6626	0.6776	141	14.09%
乳腺	0.7961	0.7261	189	18.88%
大肠	0.7530	0.6714	115	11.49%
食管	0.7370	0.7001	148	14.79%
肝	0.7767	0.7046	280	27.97%
胃	0.7888	0.6804	128	12.79%

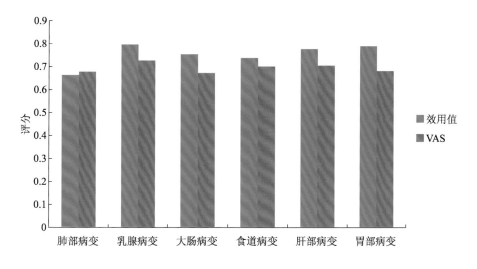

图38　6种病变效用值及 VAS 评分

2. 病变人群分期评分

从评分情况看，健康效用值普遍比 VAS 评分高。根据健康效用值来看，食管病变的癌前和癌症Ⅳ期评分最高，癌症Ⅲ期评分最低；胃部病变的癌前和癌症Ⅱ期评分最高，癌症Ⅰ期评分最低；大肠病变和乳腺病变的癌前评分最高，前期评分高于末期；肝部病变的Ⅱ期评分最最高，前期评分明显高于末期；肺部病变的癌症Ⅳ期评分最高，癌症Ⅱ期评分最低。

根据 VAS 评分来看，食管病变的Ⅰ期评分最高，除0期外Ⅱ期评分最低；胃部病变的Ⅱ期评分最高，癌前病变的评分最低；大肠病变的Ⅱ期评分最高，Ⅰ期评分最低；肝部病变的Ⅱ期评分最高，Ⅲ期评分最低；肺部病变的Ⅰ期评分最高，Ⅱ期评分最低；乳腺病变的癌前评分最高，Ⅰ期评分最低（表52、图39）。

表52　6 种病变效用值及 VAS 分期评分情况 P50（P25，P75）

癌变或癌前病变部位	评分	癌前	Ⅰ期	Ⅱ期	Ⅲ期	Ⅳ期
肺	效用值	0.6895 （0.2118，0.8550）	0.7645 （0.4795，0.9688）	0.6355 （0.2053，0.8690）	0.7485 （0.4218，0.8690）	0.7830 （0.6005，0.8720）
	VAS	0.7000 （0.5250，0.8000）	0.7000 （0.6125，0.8875）	0.6500 （0.5750，0.8000）	0.7250 （0.6000，0.8875）	0.7000 （0.6000，0.8000）
乳腺	效用值	1.0000 （0.8735，1.0000）	0.7830 （0.6995，1.0000）	0.8690 （0.7090，1.0000）	0.7920 （0.6040，0.8750）	0.7890 （0.6055，0.8750）
	VAS	0.8000 （0.6750，0.9250）	0.7000 （0.5000，0.8200）	0.8000 （0.6000，0.9000）	0.7000 （0.5875，0.8125）	0.7000 （0.6500，0.8375）
大肠	效用值	0.8690 （0.7830，1.0000）	0.7830 （0.7365，0.8685）	0.9375 （0.6068，1.0000）	0.8690 （0.6285，0.9718）	0.7830 （0.6100，0.9375）
	VAS	0.7000 （0.6000，0.8000）	0.5000 （0.4500，0.6750）	0.8000 （0.6750，0.9500）	0.8000 （0.5500，0.9500）	0.7000 （0.5050，0.8000）
食管	效用值	1.0000 （1.0000，1.0000）	0.8655 （0.7830，0.8750）	0.7950 （0.4500，1.0000）	0.7830 （0.7090，0.8690）	1.0000 （0.8690，1.0000）
	VAS	0.8000 （0.7000，0.8750）	0.8000 （0.7000，0.9000）	0.8000 （0.6000，0.9000）	0.8000 （0.7000，0.8000）	0.7500 （0.7000，0.8500）
肝	效用值	0.8690 （0.6990，1.0000）	0.8690 （0.6993，1.0000）	0.8690 （0.7830，1.0000）	0.7830 （0.5050，0.8750）	0.7765 （0.4758，0.8690）
	VAS	0.7000 （0.6000，0.9000）	0.7000 （0.5000，0.8500）	0.7000 （0.6000，0.9000）	0.7000 （0.5250，0.8000）	0.7000 （0.5250，0.8000）
胃	效用值	1.0000 （0.7830，1.0000）	0.7890 （0.7043，0.8750）	1.0000 （0.8750，1.0000）	0.8690 （0.5945，1.0000）	0.8690 （0.7418，1.0000）
	VAS	0.7000 （0.5000，0.8000）	0.7000 （0.6500，0.8675）	0.9000 （0.5000，1.0000）	0.7500 （0.6000，0.8000）	0.7000 （0.6000，0.8625）

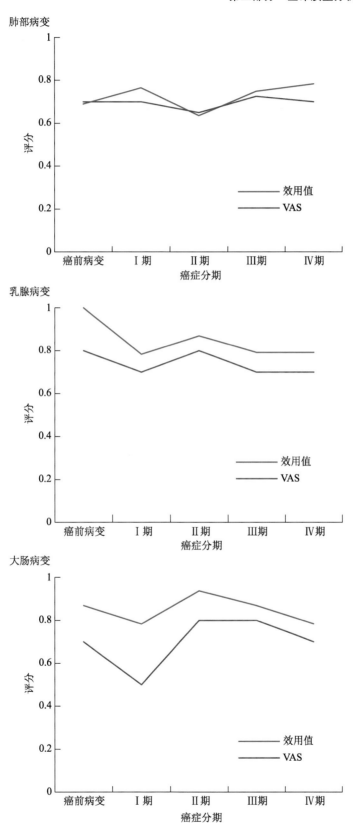

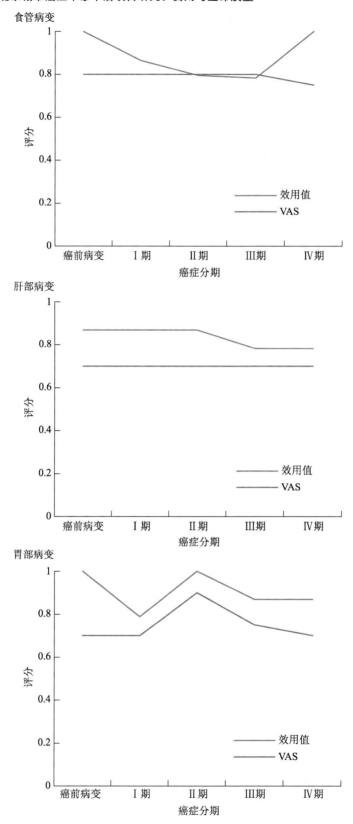

图39　6种病变不同分期效用值及评分情况

3. 不同治疗方案评分

根据健康状况效用值来看，食管病变评分最高的治疗方案是单纯放疗，最低的是对症支持治疗；胃部病变和大肠病变评分最高的是同步放化疗，最低的是单纯放疗；肝部病变最高的是单纯化疗，最低的是手术及术后辅助化疗；肺部最高的除其他外是同步放化疗，评分最低的是对症支持治疗；乳腺病变最高的是其他，其中大多数人选择了手术及放化疗的治疗方案，评分最低的是同步放化疗。

根据 VAS 评分来看，食管病变评分最高的治疗方案是新辅助化疗＋手术，最低的是对症支持治疗；胃部病变评分最高的是单纯放疗，最低的是单纯手术治疗；大肠病变评分最高的是单纯手术治疗，最低的是单纯放疗；肝部病变最高的是单纯化疗，最低的是单纯放疗；肺部最高的是新辅助化疗及手术，评分最低的是对症支持治疗；乳腺病变最高的是对症支持治疗，评分最低的是同步放化疗（表53、图40）。

表53 6种病变不同治疗方案评分

癌变或癌前部位	评分	单纯手术治疗	根治术	单纯放疗	单纯化疗	手术＋术后辅助化疗	新辅助化疗＋手术	同步放化疗	对症支持治疗	其他
肺	效用值	0.7249	0.5782	0.8050*	0.7835	0.6853	0.6690*	0.8105	0.5001	0.8538
	VAS	0.7071	0.7235	0.6500*	0.7119	0.6667	0.7500*	0.7000	0.6060	0.7317
乳腺	效用值	0.8114	0.8141	0.5883*	0.8121	0.7910	0.7705	0.5736	0.8058	0.8297
	VAS	0.7500	0.7280	0.5333*	0.7231	0.7550	0.7392	0.5360	0.7580	0.6870
大肠	效用值	0.8268	0.6578	0.4355*	0.8023	0.8147	0.7585*	0.8462	0.6287	0.8155
	VAS	0.7364	0.6938	0.3500*	0.6255	0.7295	0.6000*	0.7250	0.6339	0.6692
食管	效用值	0.7386	0.7221	0.9145	0.8401	0.6301	0.8642	0.6785	0.4916	0.8682
	VAS	0.7618	0.7185	0.6988	0.7625	0.7286	0.7750	0.7018	0.4553	0.7632
肝	效用值	0.7668	0.7451	0.8056	0.8664	0.7293	0.8260*	—	0.7670	0.8101
	VAS	0.6928	0.7125	0.5400	0.7450	0.6716	0.7250*	—	0.7140	0.7099
胃	效用值	0.7499	0.7456	0.6780*	0.8539	0.6964	0.7400*	1.000	0.7443	0.8610
	VAS	0.5638	0.7378	0.8000*	0.7484	0.6263	0.7975*	0.7125	0.5857	0.6958

注：＊表示样本量少于五个。

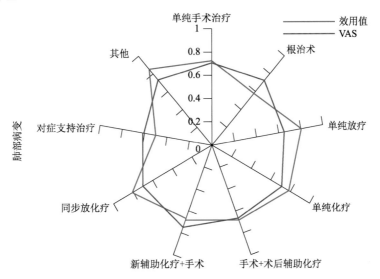

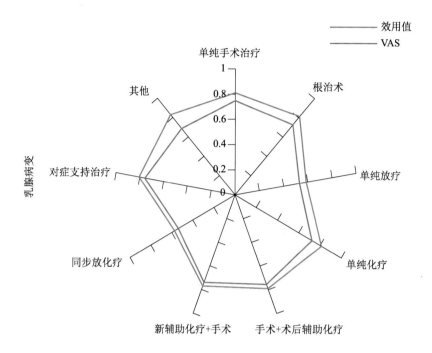

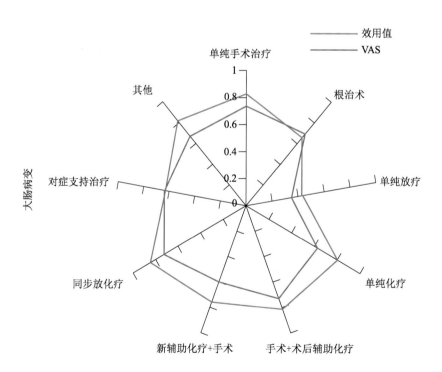

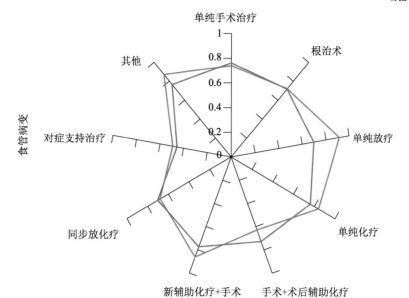

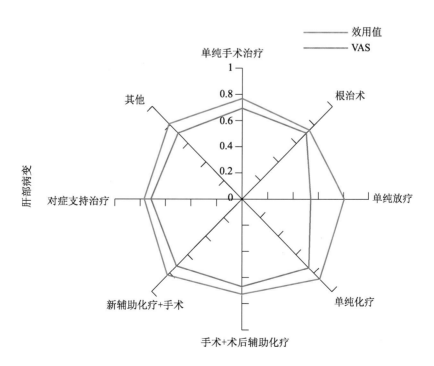

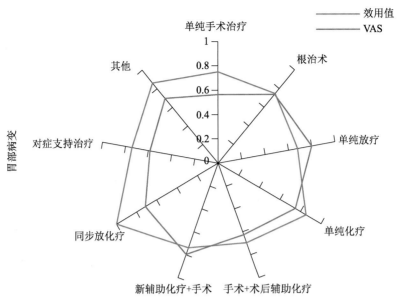

图40　6种病变不同治疗方案评分

四、基于 FACT 患者生命质量分析结果

1. FACT 量表生活质量评估——通用部分描述

FACT 量表生活质量评估通用部分涉及生理状况、社会/家庭状况、情感状况和功能状况四个模块，由患者根据其过去 7 天的情况进行自评估。参与该问卷评估的调查对象共 1008 位，以下分别对四个模块的调查结果进行描述。

（1）生理状况

生理状况评估共包括 7 个问题（表54、图41）：在接受调查的 1008 位对象中，①34.03% 的患者一点也没有感到"精神不好"，51.88% 的患者感到有一点或有些"精神不好"，14.09% 的患者感到精神相当不好或非常不好。②就"是否感到恶心"一题来看，58.53% 的患者一点也没有此症状，21.92% 的患者有轻微感受，感到相当恶心或非常恶心的患者仅占 5.56% 和 1.29%。③自我感觉"因为我身体不好，我满足家庭的需要有困难"的被调查者中，19.94% 的患者有非常或者相当强烈的感觉，47.52% 的患者有些许感受，还有 25.89% 的患者一点也不存在这种感觉。④"我感到疼痛"的患者认知中，41.27% 的患者一点也不感到疼痛，只有 11% 的患者感到相当或非常疼痛。⑤从接受治疗的患者感知来讲，20.44% 的患者感到治疗的不良反应使其有些烦恼，8.83% 的患者相当烦恼，4.37% 的患者非常烦恼，也有超过 60% 的患者没有或有一点感到烦恼（66.37%）。⑥关于"我觉得病了"的认知中，一半以上的被调查者有中等程度以上的此种感觉（52.58%），18.5% 的患者态度比较积极，一点也不这样认为，还有 29% 的患者有一点感觉。⑦在是否感到"我因病被迫要卧床休息"的调查中，37.6% 的患者选择一点也不，27.28% 的患者有一点感觉，但也有将近 20% 的患者选择相当或非常受疾病所迫需要卧床休息。

表 54　FACT 量表通用部分患者生理状况评估汇总

编号	题目	选项	得分	人数	比例
GP1	我精神不好	一点也不	4 分	343	34.03%
		有一点	3 分	337	33.43%
		有些	2 分	186	18.45%
		相当	1 分	98	9.72%
		非常	0 分	44	4.37%
GP2	我感到恶心	一点也不	4 分	590	58.53%
		有一点	3 分	221	21.92%
		有些	2 分	128	12.70%
		相当	1 分	56	5.56%
		非常	0 分	13	1.29%
GP3	因为我身体不好，我满足家庭的需要有困难	一点也不	4 分	328	32.54%
		有一点	3 分	261	25.89%
		有些	2 分	218	21.63%
		相当	1 分	128	12.70%
		非常	0 分	73	7.24%
GP4	我感到疼痛	一点也不	4 分	416	41.27%
		有一点	3 分	288	28.57%
		有些	2 分	193	19.15%
		相当	1 分	86	8.53%
		非常	0 分	25	2.48%
GP5	治疗的不良反应使我感到烦恼	一点也不	4 分	391	38.79%
		有一点	3 分	278	27.58%
		有些	2 分	206	20.44%
		相当	1 分	89	8.83%
		非常	0 分	44	4.37%
GP6	我觉得病了	一点也不	4 分	186	18.45%
		有一点	3 分	292	28.97%
		有些	2 分	262	25.99%
		相当	1 分	157	15.58%
		非常	0 分	111	11.01%

（续）

编号	题目	选项	得分	人数	比例
GP7	我因病被迫要卧床休息	一点也不	4分	379	37.60%
		有一点	3分	275	27.28%
		有些	2分	158	15.67%
		相当	1分	117	11.61%
		非常	0分	79	7.84%

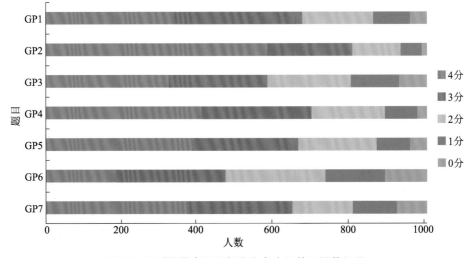

图41 FACT 量表通用部分患者生理状况评估汇总

（2）社会/家庭状况

社会/家庭状况评估共包括 7 个问题（表55、图42）：在接受调查的 1008 位对象中，①就"我和朋友们很亲近"一题来说，4.76% 的患者和朋友完全不亲近，26.88% 和朋友之间的亲近程度一般，68.35% 和朋友相当或非常亲近。②就"我在感情上得到家人的支持"一题来讲，1.49% 的患者在感情上完全没有得到家人的支持，11.01% 的患者得到家人一定程度的支持，87.50% 得到家人的很大支持。③就"我得到朋友的支持"一题来说，4.56% 的患者在感情上完全没有得到朋友的支持，20.34% 的患者得到朋友一定程度的支持，75.10% 得到朋友的很大支持。④就"我的家人已能正视我患病这一事实"一题来说，1.69% 患者的家人还完全未正视患者的患病事实，12.80% 患者的患病事实得到家人一定程度的正视，85.52% 患者的家人已经能够相当或非常正视患者的患病事实。⑤就"我满意家人间对我疾病的沟通方式"一题来说，1.98% 的患者一点也不满意家人间对其疾病的沟通方式，16.57% 的患者对家人间对其疾病的沟通方式满意度一般，81.45% 则相当或非常满意家人间对其疾病的沟通方式。⑥就"我与自己的配偶（或给我主要支持的人）很亲近"一题来说，2.28% 的患者跟自己配偶（或给自己主要支持的人）很不亲近，87.10% 则相当或非常亲近。⑦就"我对自己的性生活感到满意"一题来说，有 63.89% 患者拒绝回答；在回答了该问题的 36.11% 患者（即 364 人）中，2.28% 患者对自己的性生活完全不满意，10.62% 的患者对自己的性生活勉强满意，87.10% 的患者则相当或非常满意。

表 55 FACT 量表通用部分患者社会/家庭状况评估汇总

编号	题目	选项	得分	人数	比例
GS1	我和朋友们很亲近	一点也不	0 分	48	4.76%
		有一点	1 分	95	9.42%
		有些	2 分	176	17.46%
		相当	3 分	347	34.42%
		非常	4 分	342	33.93%
GS2	我在感情上得到家人的支持	一点也不	0 分	15	1.49%
		有一点	1 分	30	2.98%
		有些	2 分	81	8.04%
		相当	3 分	292	28.97%
		非常	4 分	590	58.53%
GS3	我得到朋友的支持	一点也不	0 分	46	4.56%
		有一点	1 分	46	4.56%
		有些	2 分	159	15.77%
		相当	3 分	341	33.83%
		非常	4 分	416	41.27%
GS4	我的家人已能正视我患病这一事实	一点也不	0 分	17	1.69%
		有一点	1 分	35	3.47%
		有些	2 分	94	9.33%
		相当	3 分	336	33.33%
		非常	4 分	526	52.18%
GS5	我满意家人间对我疾病的沟通方式	一点也不	0 分	20	1.98%
		有一点	1 分	41	4.07%
		有些	2 分	126	12.50%
		相当	3 分	328	32.54%
		非常	4 分	493	48.91%
GS6	我与自己的配偶（或给我主要支持的人）很亲近	一点也不	0 分	23	2.28%
		有一点	1 分	27	2.68%
		有些	2 分	80	7.94%
		相当	3 分	299	29.66%
		非常	4 分	579	57.44%
Q1	不愿意回答下面的问题	注明	—	644	63.89%

（续）

编号	题目	选项	得分	人数	比例
GS7	我对自己的性生活感到满意	一点也不	0分	82	22.53%
		有一点	1分	62	17.03%
		有些	2分	91	25.00%
		相当	3分	78	21.43%
		非常	4分	51	14.01%

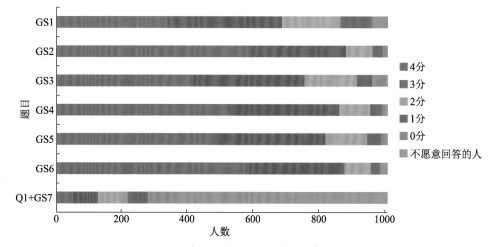

图42 FACT量表通用部分患者社会/家庭状况评估汇总

（3）情感状况

情感状况评估共包含6个问题：在接受调查的1008位对象中，①就"我感到悲伤"这一题来说，43.35%的患者一点也不觉得悲伤，46.63%感到轻微程度的悲伤，只有10.02%感到相当或非常悲伤。②就"我满意自己处理疾病的方式"这一题来说，8.83%的患者完全不满意自己处理疾病的方式，35.81%的患者对自己处理疾病的方式满意度一般，稍过半数（55.36%）的患者还是相当或非常满意的。③就"在与疾病斗争中，我越来越感到失望"一题来讲，56.75%的患者在与疾病斗争中心态良好，并没有越来越感到失望；然而值得注意的是，也有6.94%的患者态度比较消极，会在很大程度上感到愈发失望。④就"我感到紧张"一题来说，38.89%的患者完全不觉得紧张，48.21%的患者有轻微紧张感，只有12.9%的患者会十分紧张。⑤就"我担心可能会去世"一题来说，42.26%的患者并不担心这个问题，41.37%的患者有点担心自己会去世，而有16.37%的患者对自己会去世这个问题很担心。⑥就"我担心自己的病情会恶化"一题来讲，31.55%的患者完全不担心自己病情会恶化，另有20.93%的患者则相当或非常担心。（表56、图43）

表 56　FACT 量表通用部分患者情感状况评估汇总

编号	题目	选项	得分	人数	比例
GE1	我感到悲伤	一点也不	4 分	437	43.35%
		有一点	3 分	281	27.88%
		有些	2 分	189	18.75%
		相当	1 分	81	8.04%
		非常	0 分	20	1.98%
GE2	我满意自己处理疾病的方式	一点也不	0 分	89	8.83%
		有一点	1 分	129	12.80%
		有些	2 分	232	23.02%
		相当	3 分	336	33.33%
		非常	4 分	222	22.02%
GE3	在与疾病的抗争中，我越来越感到失望	一点也不	4 分	572	56.75%
		有一点	3 分	215	21.33%
		有些	2 分	151	14.98%
		相当	1 分	54	5.36%
		非常	0 分	16	1.59%
GE4	我感到紧张	一点也不	4 分	392	38.89%
		有一点	3 分	303	30.06%
		有些	2 分	183	18.15%
		相当	1 分	106	10.52%
		非常	0 分	24	2.38%
GE5	我担心我可能会去世	一点也不	4 分	426	42.26%
		有一点	3 分	239	23.71%
		有些	2 分	178	17.66%
		相当	1 分	106	10.52%
		非常	0 分	59	5.85%
GE6	我担心自己的病情会恶化	一点也不	4 分	318	31.55%
		有一点	3 分	274	27.18%
		有些	2 分	205	20.34%
		相当	1 分	115	11.41%
		非常	0 分	96	9.52%

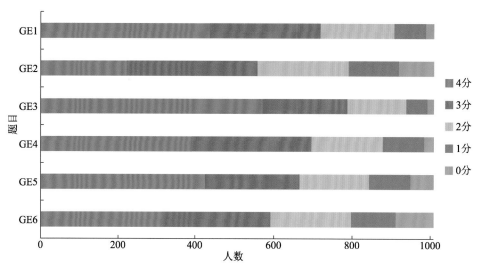

图43　FACT 量表通用部分患者情感状况评估汇总

（4）功能状况

功能状况评估共包含 7 个问题：在接受调查的 1008 位对象中，①就"我能够工作（包括在家里工作）"一题来讲，23.21% 的患者完全不能工作，41.67% 的患者感到工作受限，35.12% 的患者工作基本没有因患病而受到影响。②就"我的工作（包括在家里工作）令我有成就感"一题来讲，20.24% 的患者认为工作完全不能令其有成就感，41.07%的患者认为工作会带来一定程度的成就感，38.69% 的患者则认为工作能令其很有成就感。③就"我能够享受生活"一题来讲，11.01% 的患者十分消极，认为完全不能享受生活，但也有将近一半（49.01%）的患者还是很能享受生活的。④就"我已能面对自己的疾病"一题来讲，14.68% 的患者完全不能或还不太能面对自己的疾病，62.40% 的患者已经基本能够面对自己的疾病。⑤就"我睡得很好"一题来讲，14.19% 的患者睡得一点也不好，41.37% 的患者睡眠状况一般，而 44.44% 的患者睡眠状况很好。⑥就"我在享受我常做的娱乐活动"一题来讲，39.68% 的患者很能享受自己常做的娱乐活动，也有 20.73% 的患者完全难以享受。⑦就"我对现在的生活质量感到满意"一题来讲，13.69% 的患者对其当前的生活质量完全不满意，38.89% 的患者较满意，47.42% 的患者很满意。（表57、图44）

表57　FACT 量表通用部分患者功能状况评估汇总

编号	题目	选项	得分	人数	比例
GF1	我能够工作（包括在家里工作）	一点也不	0 分	234	23.21%
		有一点	1 分	215	21.33%
		有些	2 分	205	20.34%
		相当	3 分	209	20.73%
		非常	4 分	145	14.38%

（续）

编号	题目	选项	得分	人数	比例
GF2	我的工作（包括在家的工作）令我有成就感	一点也不	0分	204	20.24%
		有一点	1分	189	18.75%
		有些	2分	225	22.32%
		相当	3分	230	22.82%
		非常	4分	160	15.87%
GF3	我能够享受生活	一点也不	0分	111	11.01%
		有一点	1分	174	17.26%
		有些	2分	229	22.72%
		相当	3分	285	28.27%
		非常	4分	209	20.73%
GF4	我已能面对自己的疾病	一点也不	0分	37	3.67%
		有一点	1分	111	11.01%
		有些	2分	231	22.92%
		相当	3分	363	36.01%
		非常	4分	266	26.39%
GF5	我睡得很好	一点也不	0分	143	14.19%
		有一点	1分	160	15.87%
		有些	2分	257	25.50%
		相当	3分	275	27.28%
		非常	4分	173	17.16%
GF6	我在享受我常做的娱乐活动	一点也不	0分	209	20.73%
		有一点	1分	206	20.44%
		有些	2分	193	19.15%
		相当	3分	222	22.02%
		非常	4分	178	17.66%
GF7	我对现在的生活质量感到满意	一点也不	0分	138	13.69%
		有一点	1分	158	15.67%
		有些	2分	234	23.21%
		相当	3分	274	27.18%
		非常	4分	204	20.24%

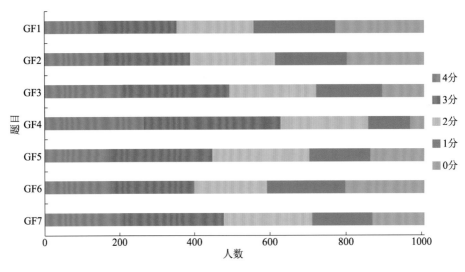

图44　FACT量表通用部分患者功能状况评估汇总

2. FACT量表生活质量评估——病变特异性部分描述

FACT量表生活质量评估病变特异性部分包括肺部病变、乳腺病变、大肠病变、食管病变、肝脏病变和胃部病变六类癌症病变特异性项目，同样由患者根据其过去7天的情况进行自评估作答。在1008位被调查者中，肺部病变患者142位、占比14.09%，乳腺病变患者189位、占比18.75%，大肠病变患者118位、占比11.71%，食管病变患者148位、占比14.68%，肝脏病变患者283位、占比28.08%，胃部病变患者128位、占比12.70%。以下分别对患者不同部位病变特异性项目评估结果进行描述。

（1）肺部病变特异性项目（FACT-L）

142位肺部病变患者中：①就"我一直感到呼吸短促"一题来讲，38.73%的患者完全没有感到呼吸短促，45.77%的患者感到轻微程度的呼吸短促，15.49%的患者呼吸短促感强烈。②就"我的体重在下降"一题来讲，34.51%的患者体重一点都未下降，54.93%的患者体重有一定程度的下降，只有10.56%的患者体重下降很多。③就"我的思维清晰"一题来讲，82.39%的患者思维一点也不清晰或者不太清晰，仅有17.61%的患者思维很清晰。④就"我一直在咳嗽"一题来讲，60.56%的患者完全不咳嗽，29.58%的患者会有轻微咳嗽，另9.86%的患者则咳嗽严重。⑤就"我受脱发困扰"一题来讲，80.98%的患者完全不受或有轻微程度受到脱发困扰，只有不到10%的患者严重受到脱发困扰。⑥就"我的食欲好"一题来讲，14.79%的患者食欲一点也不好，45.07%的患者食欲一般，40.14%的患者食欲很好。⑦就"我感到胸闷"一题来讲，67.6%的患者并不感到胸闷或轻微感到胸闷，只有13.38%的患者胸闷感强烈。⑧就"我呼吸顺畅"一题来讲，大多数患者（65.5%）还是感觉呼吸顺畅或比较顺畅，只有15.49%的患者会感觉呼吸不畅。⑨就"是否吸过烟，如果吸过是否后悔"一题来讲，57.75%的患者吸过烟，其中28.05%对此一点也不后悔，71.95%对自己曾经吸烟感到后悔（表58、图45）。

表 58　FACT 量表患者肺部病变特异性部分评估汇总

编号	题目	选项	得分	人数	比例
B1	我一直感到呼吸短促	一点也不	4 分	55	38.73%
		有一点	3 分	40	28.17%
		有些	2 分	25	17.61%
		相当	1 分	15	10.56%
		非常	0 分	7	4.93%
C2	我的体重在下降	一点也不	4 分	49	34.51%
		有一点	3 分	49	34.51%
		有些	2 分	29	20.42%
		相当	1 分	8	5.63%
		非常	0 分	7	4.93%
L1	我的思维清晰	一点也不	0 分	9	6.34%
		有一点	1 分	14	9.86%
		有些	2 分	26	18.31%
		相当	3 分	36	25.35%
		非常	4 分	57	40.14%
L2	我一直在咳嗽	一点也不	4 分	34	23.94%
		有一点	3 分	46	32.39%
		有些	2 分	37	26.06%
		相当	1 分	16	11.27%
		非常	0 分	9	6.34%
B5	我受脱发困扰	一点也不	—	86	60.56%
		有一点	—	29	20.42%
		有些	—	13	9.15%
		相当	—	11	7.75%
		非常	—	3	2.11%
C6	我的食欲好	一点也不	0 分	21	14.79%
		有一点	1 分	23	16.20%
		有些	2 分	41	28.87%
		相当	3 分	32	22.54%
		非常	4 分	25	17.61%
L3	我感到胸闷	一点也不	4 分	50	35.21%
		有一点	3 分	46	32.39%

（续）

编号	题目	选项	得分	人数	比例
L3	我感到胸闷	有些	2分	27	19.01%
		相当	1分	14	9.86%
		非常	0分	5	3.52%
L4	我呼吸顺畅	一点也不	0分	22	15.49%
		有一点	1分	27	19.01%
		有些	2分	26	18.31%
		相当	3分	30	21.13%
		非常	4分	37	26.06%
Q3	您曾抽过烟吗?	没有	—	60	42.25%
		有	—	82	57.75%
L5	如果有，我对抽烟感到后悔	一点也不	—	23	28.05%
		有一点	—	19	23.17%
		有些	—	16	19.51%
		相当	—	11	13.41%
		非常	—	13	15.85%

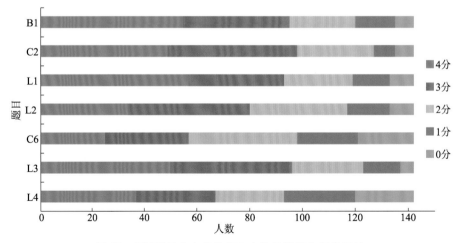

图45　FACT量表患者肺部病变特异性部分评估汇总

（2）乳腺病变特异性项目（FACT-B）

189位乳腺病变患者中，①就"我一直感到呼吸短促"一题来讲，61.90%的患者完全没有感到呼吸短促，34.92%的患者感到轻微程度的呼吸短促，3.17%的患者感到呼吸很短促。②就"我在意自己的衣着"一题来讲，25.40%的患者一点也不在意，46.56%的患者较在意，也有28.04%的患者很在意自己的衣着。③就"我的一只胳膊或两只胳膊发肿，或一碰就疼"一题来讲，46.56%的患者并没有出现这种症状，46.03%的患者有轻微感觉，仅有7.41%的患者感到胳膊发肿严重或被触碰后很疼。④就"我感到自己在性方面有吸引力"一题来讲，51.32%的患者一点也未感到自己在性方面有吸引力，39.15%的患者认为自己吸引力一般，只有9.52%的患者认为很有吸引力。⑤就"脱发使我烦恼"一题来讲，33.86%的患者完全不受脱发困扰，66.14%的患者受到脱发困扰。⑥就"我担心家里人有一天会和我得一样的病"一题来讲，41.27%的患者一点也不担心自己的家人会和自己得一样的病，39.67%的患者较担心，19.05%的患者对此则很担心。⑦就"我担心紧张对我的疾病造成影响"一题来讲，超过一半的患者（53.44%）没有或有一点此种想法，17.46%的患者还是很担心紧张会对自身的疾病造成影响。⑧就"体重的变化使我烦恼"一题来讲，49.21%的患者并不因体重变化而烦恼，25.92%的患者则有些烦恼或很烦恼。⑨就"我能够感到自己像个女人"一题来讲，大多数患者还是自我感觉较好，但仍有11.11%的患者一点也不感到自己像个女人。⑩就"我身体的某些部位感到疼痛"一题来讲，将近30%的患者完全没有感到疼痛，60%的患者觉得身体的某些部位会有些会轻微疼痛，但也有近10%的患者受到强烈的疼痛感困扰（表59、图46）。

表59　FACT量表患者乳腺病变特异性部分评估汇总

编号	题目	选项	得分	人数	比例
B1	我一直感到呼吸短促	一点也不	4分	117	61.90%
		有一点	3分	51	26.98%
		有些	2分	15	7.94%
		相当	1分	5	2.65%
		非常	0分	1	0.53%
B2	我在意自己的衣着	一点也不	4分	48	25.40%
		有一点	3分	48	25.40%
		有些	2分	40	21.16%
		相当	1分	26	13.76%
		非常	0分	27	14.29%
B3	我的一只胳膊或两只胳膊发肿，或一碰就疼	一点也不	4分	88	46.56%
		有一点	3分	55	29.10%
		有些	2分	32	16.93%
		相当	1分	9	4.76%
		非常	0分	5	2.65%
B4	我感到自己在性方面有吸引力	一点也不	—	97	51.32%
		有一点	—	44	23.28%
		有些	—	30	15.87%
		相当	—	16	8.47%
		非常	—	2	1.06%

（续）

编号	题目	选项	得分	人数	比例
B5	脱发使我烦恼	一点也不	4分	64	33.86%
		有一点	3分	46	24.34%
		有些	2分	37	19.58%
		相当	1分	18	9.52%
		非常	0分	24	12.70%
B6	我担心家里其他人有一天会得和我一样的病	一点也不	4分	78	41.27%
		有一点	3分	41	21.69%
		有些	2分	34	17.99%
		相当	1分	18	9.52%
		非常	0分	18	9.52%
B7	我担心紧张对我的疾病造成影响	一点也不	4分	33	17.46%
		有一点	3分	68	35.98%
		有些	2分	55	29.10%
		相当	1分	19	10.05%
		非常	0分	14	7.41%
B8	体重的变化使我烦恼	一点也不	4分	93	49.21%
		有一点	3分	47	24.87%
		有些	2分	29	15.34%
		相当	1分	11	5.82%
		非常	0分	9	4.76%
B9	我能够感到自己象个女人	一点也不	0分	21	11.11%
		有一点	1分	46	24.34%
		有些	2分	47	24.87%
		相当	3分	41	21.69%
		非常	4分	34	17.99%
P2	我身体的某些部位感到疼痛	一点也不	—	56	29.63%
		有一点	—	64	33.86%
		有些	—	52	27.51%
		相当	—	12	6.35%
		非常	—	5	2.65%

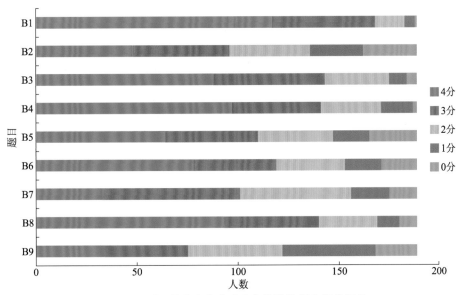

图 46 FACT 量表患者乳腺病变特异性部分评估汇总

(3) 大肠病变特异性项目 (FACT-C)

118 位大肠病变患者中，①就"我肚子肿胀或绞痛"一题来讲，43.22% 的患者完全没有肚子肿胀或绞痛感，11.02% 的患者肚子肿胀或绞痛严重。②就"我的体重在下降"一题来讲，11.02% 的患者体重严重下降，其他患者体重有些许下降（50%）或一点都没下降（38.98%）。③就"我能控制我的大便"一题来讲，77.97% 的患者还是能够控制，只有 22.03% 的患者完全不由自主。④就"我能很好地消化食物"一题来讲，近一半患者能够很好地消化食物，另一半患者消化食物的能力受限制，其中 19.49% 的患者消化食物的能力很不好。⑤就"我拉肚子"一题来讲，55.08% 的患者并不拉肚子，33.05% 的患者有轻微症状，也有 11.86% 的患者此种现象比较严重。⑥就"我的食欲好"一题来讲，16.1% 的患者食欲一点也不好，39.83% 的患者食欲很好，其他患者则食欲一般。⑦就"我喜欢我的外表"一题来讲，大多数患者还是比较喜欢或相当喜欢自己外表的，但也有10.17% 的患者一点也不喜欢自己的外表。⑧就"是否使用造瘘器，如果使用是否感到难为情"一题来讲，84.75% 的患者不使用，15.25%（18 人）的患者使用，在使用造瘘器的这些人中，近 70% 的患者会感到一定程度的难为情，也有超过 30% 的患者并不觉得难为情。⑨就"如果使用造瘘器，照顾我的造瘘器有困难"一题来讲，1/3 的患者认为照顾其造瘘器并不困难，1/3 的患者感到有一定困难，另外 1/3 的患者则认为相当困难（表 60、图 47）。

表 60 FACT 量表患者大肠病变特异性部分评估汇总

编号	题目	选项	得分	人数	比例
C1	我肚子肿胀或绞痛	一点也不	4 分	51	43.22%
		有一点	3 分	31	26.27%
		有些	2 分	23	19.49%
		相当	1 分	9	7.63%
		非常	0 分	4	3.39%

（续）

编号	题目	选项	得分	人数	比例
C2	我的体重在下降	一点也不	4分	46	38.98%
		有一点	3分	31	26.27%
		有些	2分	28	23.73%
		相当	1分	10	8.47%
		非常	0分	3	2.54%
C3	我能控制我的大便	一点也不	0分	26	22.03%
		有一点	1分	24	20.34%
		有些	2分	18	15.25%
		相当	3分	17	14.41%
		非常	4分	33	27.97%
C4	我能很好地消化食物	一点也不	4分	23	19.49%
		有一点	3分	11	9.32%
		有些	2分	25	21.19%
		相当	1分	32	27.12%
		非常	0分	27	22.88%
C5	我拉肚子	一点也不	0分	65	55.08%
		有一点	1分	22	18.64%
		有些	2分	17	14.41%
		相当	3分	11	9.32%
		非常	4分	3	2.54%
C6	我的食欲好	一点也不	0分	19	16.10%
		有一点	1分	15	12.71%
		有些	2分	37	31.36%
		相当	3分	20	16.95%
		非常	4分	27	22.88%
C7	我喜欢我的外表	一点也不	0分	12	10.17%
		有一点	1分	20	16.95%
		有些	2分	23	19.49%
		相当	3分	31	26.27%
		非常	4分	32	27.12%
Q2	您使用造瘘器吗	不	—	100	84.75%
		是	—	18	15.25%

（续）

编号	题目	选项	得分	人数	比例
C8	如果使用造瘘器，造瘘器让我感到难为情	一点也不	—	6	33.33%
		有一点	—	4	22.22%
		有些	—	5	27.78%
		相当	—	1	5.56%
		非常	—	2	11.11%
C9	如果使用造瘘器，照顾我的造瘘器有困难	一点也不	—	6	33.33%
		有一点	—	3	16.67%
		有些	—	3	16.67%
		相当	—	4	22.22%
		非常	—	2	11.11%

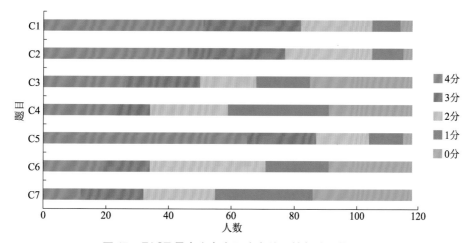

图 47　FACT 量表患者大肠病变特异性部分评估汇总

（4）食管病变特异性项目（FACT-E）

148 位食管病变患者中，①就"我能够吃喜欢的食物"一题来讲，22.97% 的患者完全不能吃喜欢的食物，也有 41.89% 的患者在喜欢的食物方面基本没有受到限制。②就"我口干舌燥"一题来讲，31.76% 的患者一点也不口干舌燥，56.08% 的有轻微口干舌燥，12.16% 的患者则比较严重。③就"我呼吸困难"一题来讲，64.86% 的患者呼吸一点也不困难，29.05% 的患者有一定程度的呼吸困难，只有 6.08% 的患者呼吸很困难。④就"我的声音具有通常的音质和力量"一题来讲，25% 的患者声音完全不具有通常的音质和力量，近 40% 患者声音的音质和力量与通常基本无异。⑤就"我想吃多少食物就能吃多少"一题来讲，大多数患者都是受到限制的，只有 26.35% 的患者基本可以想吃多少就吃多少。⑥就"我能够与其他人交流"一题来讲，4.73% 的患者完全不能和他人交流，30.41% 的患者可以适度与他人交流，64.86% 的患者完全能够与他人交流。⑦就"我能吞咽自如"一题来讲，近 70% 患者的吞咽功能受到阻碍，31.76% 的患者吞咽基本没有困难。⑧就

"我吞咽固体食物有困难"一题来讲，只有 23.65% 的患者吞咽固体食物基本没有困难，其他患者在吞咽固体食物时都有一定程度困难。⑨就"我吞咽软的或糊状食物有困难"一题来讲，只有 9.46% 的患者在吞咽时会感到相当困难或非常困难。⑩就"我吞咽液体有困难"一题来讲，除 7.43% 的患者会感到很困难外，其他患者基本没有太大阻碍。⑪就"我吞咽东西时会感到胸痛"一题来讲，在被调查患者中，只有 20.27% 的患者会有较大程度的胸痛感。⑫就"我吞咽东西时会被噎到"一题来讲，近 70% 的患者基本不会被噎到，也有近 15% 的患者常常会被噎到。⑬就"我能享受跟家人或朋友一起吃饭的乐趣"一题来讲，近 30% 的患者完全不能或仅能享受其中一点乐趣，其他 70% 的患者还是很能享受与家人或朋友一起吃饭的乐趣。⑭就"我的食欲很好"一题来讲，20.95% 的患者感觉食欲一点也不好，42.57% 的患者食欲相当好。⑮就"我晚上睡觉会咳醒"一题来讲，只有不到 10% 的患者（8.78%）晚上睡觉很容易咳醒。⑯就"我的肚子疼痛"一题来讲，60% 的患者一点也不觉得肚子痛，只有不到 8% 的患者肚子疼痛严重。⑰就"我的体重在下降"一题来讲，体重在严重下降的患者比例不到 20%，其他患者体重基本没有改变或者有些许下降（表 61、图 48）。

表 61　FACT 量表患者食管病变特异性部分评估汇总

编号	题目	选项	得分	人数	比例
HN1	我能够吃喜欢的食物	一点也不	0 分	34	22.97%
		有一点	1 分	27	18.24%
		有些	2 分	25	16.89%
		相当	3 分	34	22.97%
		非常	4 分	28	18.92%
HN2	我口干舌燥	一点也不	4 分	47	31.76%
		有一点	3 分	59	39.86%
		有些	2 分	24	16.22%
		相当	1 分	14	9.46%
		非常	0 分	4	2.70%
HN3	我呼吸困难	一点也不	4 分	96	64.86%
		有一点	3 分	34	22.97%
		有些	2 分	9	6.08%
		相当	1 分	7	4.73%
		非常	0 分	2	1.35%
HN4	我的声音具有通常的音质和力量	一点也不	0 分	37	25.00%
		有一点	1 分	27	18.24%
		有些	2 分	25	16.89%
		相当	3 分	39	26.35%
		非常	4 分	20	13.51%

（续）

编号	题目	选项	得分	人数	比例
HN5	我想吃多少食物就能吃多少	一点也不	0分	43	29.05%
		有一点	1分	33	22.30%
		有些	2分	33	22.30%
		相当	3分	22	14.86%
		非常	4分	17	11.49%
HN10	我能够与其他人交流	一点也不	0分	7	4.73%
		有一点	1分	17	11.49%
		有些	2分	28	18.92%
		相当	3分	46	31.08%
		非常	4分	50	33.78%
HN7	我能吞咽自如	一点也不	0分	34	22.97%
		有一点	1分	31	20.95%
		有些	2分	36	24.32%
		相当	3分	30	20.27%
		非常	4分	17	11.49%
E1	我吞咽固体食物有困难	一点也不	4分	35	23.65%
		有一点	3分	46	31.08%
		有些	2分	41	27.70%
		相当	1分	15	10.14%
		非常	0分	11	7.43%
E2	我吞咽软的或糊状食物有困难	一点也不	4分	90	60.81%
		有一点	3分	34	22.97%
		有些	2分	10	6.76%
		相当	1分	9	6.08%
		非常	0分	5	3.38%
E3	我吞咽液体有困难	一点也不	4分	101	68.24%
		有一点	3分	30	20.27%
		有些	2分	6	4.05%
		相当	1分	5	3.38%
		非常	0分	6	4.05%

（续）

编号	题目	选项	得分	人数	比例
E4	我吞咽东西时会感到胸痛	一点也不	4 分	79	53.38%
		有一点	3 分	39	26.35%
		有些	2 分	18	12.16%
		相当	1 分	7	4.73%
		非常	0 分	5	3.38%
E5	我吞咽东西时会噎到	一点也不	4 分	44	29.73%
		有一点	3 分	58	39.19%
		有些	2 分	24	16.22%
		相当	1 分	16	10.81%
		非常	0 分	6	4.05%
E6	我能享受跟家人或朋友一起吃饭的乐趣	一点也不	0 分	23	15.54%
		有一点	1 分	20	13.51%
		有些	2 分	23	15.54%
		相当	3 分	42	28.38%
		非常	4 分	40	27.03%
C6	我的食欲好	一点也不	0 分	31	20.95%
		有一点	1 分	17	11.49%
		有些	2 分	37	25.00%
		相当	3 分	35	23.65%
		非常	4 分	28	18.92%
E7	我晚上睡觉会咳醒	一点也不	4 分	81	54.73%
		有一点	3 分	25	16.89%
		有些	2 分	29	19.59%
		相当	1 分	8	5.41%
		非常	0 分	5	3.38%
ACT11	我的肚子疼痛	一点也不	4 分	90	60.81%
		有一点	3 分	33	22.30%
		有些	2 分	14	9.46%
		相当	1 分	10	6.76%
		非常	0 分	1	0.68%

（续）

编号	题目	选项	得分	人数	比例
C2	我的体重在下降	一点也不	4分	46	31.08%
		有一点	3分	40	27.03%
		有些	2分	36	24.32%
		相当	1分	16	10.81%
		非常	0分	10	6.76%

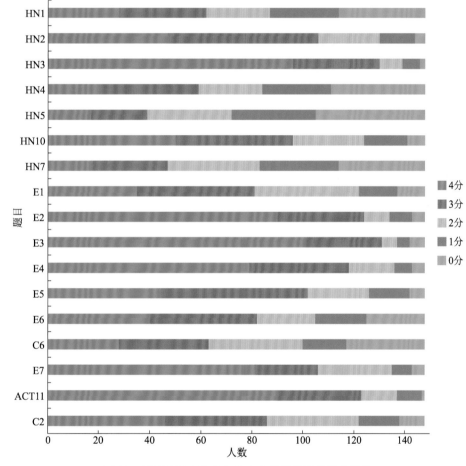

图48　FACT 量表患者食管病变特异性部分评估汇总

（5）肝脏病变特异性项目（FACT-Hep）

283 位肝脏病变患者中，①就"我肚子肿胀或绞痛"一题来讲，43.46% 的患者完全没有肿胀或绞痛感，15.19% 的患者肚子肿胀或绞痛严重。②就"我的体重在下降"一题来讲，76.33% 的患者体重一点也没有或稍微有点下降，10.60% 的患者体重下降较严重。③就"我能控制我的大便"一题来讲，多数患者具备一定的自控能力，只有 9.19% 的患者完全不能控制自己的大便。④就"能很好地消化食物"一题来讲，14.84% 的患者一点也不能很好地消化食物，44.88% 的患者消化食物能力一般，40.28% 的患者可以很好地消化食物。⑤就"我拉肚子"一题来讲，9.89%的患者自觉有些拉肚子，8.48%的患者拉肚子现象相当严重，其他患者基本没有明显地该症状。⑥就"我的食欲好"一题来讲，13.78%的患者食欲一点也不好，44.52%的患者食欲一般，41.70%的患者食欲很好。⑦就"外表的变化使我难过"一题来讲，绝大多数患者不太会因外表变化而感到伤心难过，只有5.65%的患者会感到很难过。⑧就"我的背痛"一题来讲，在被调查患者中，32.15%的患者会觉得有一些疼痛感，8.13%的患者背部疼痛较严重。⑨就"便秘使我感到烦恼"一题来讲，只有6%的患者会因为便秘而感到很烦恼。⑩就"我觉得特别疲劳"一题来讲，除31.10%的患者一点也不觉得疲劳外，其他患者都会有不同程度的疲劳感，其中6%的患者觉得非常疲劳。⑪就"我能够做我平常做的事"一题来讲，多数患者不会因病而受到限制，只有20%的患者基本不能再做平常事务；⑫就"黄疸或皮肤发黄烦扰着我"一题来讲，7.77%的患者有些受到烦扰，近5%的患者受扰程度严重，其他患者基本不受影响。⑬就"我发过烧"一题来讲，66.78%的患者一点也没有发过烧，4.59%的患者发烧严重。⑭就"我有过痒的感觉"一题来讲，25.8%的患者有较大程度痒的感觉。⑮就"我对食物味道的感觉变了"一题来讲，7.42%的患者对食物味道的感觉变化很大，32.86%的患者对食物味道的感觉有一些变化。⑯就"我有过寒颤"一题来讲，2.12%的患者有严重的寒颤现象，77.03%的患者完全没有过寒颤。⑰就"我口干舌燥"一题来讲，57.95%的患者一点也不觉得或稍微有点口干舌燥，42.05%的患者口干舌燥较严重。⑱就"我肚子难受或疼痛"一题来讲，近一半患者一点也没有这种感受，另一半患者还是会感到难受或疼痛，其中11.66%的患者感觉较强烈（表62、图49）。

表62　FACT量表患者肝部病变特异性部分评估汇总

编号	题目	选项	得分	人数	比例
C1	我肚子肿胀或绞痛	一点也不	4分	123	43.46%
		有一点	3分	73	25.80%
		有些	2分	44	15.55%
		相当	1分	39	13.78%
		非常	0分	4	1.41%
C2	我的体重在下降	一点也不	4分	132	46.64%
		有一点	3分	84	29.68%
		有些	2分	37	13.07%
		相当	1分	24	8.48%
		非常	0分	6	2.12%
C3	我能控制我的大便	一点也不	0分	26	9.19%
		有一点	1分	29	10.25%
		有些	2分	44	15.55%
		相当	3分	108	38.16%
		非常	4分	76	26.86%

（续）

编号	题目	选项	得分	人数	比例
C4	我能很好地消化食物	一点也不	0 分	42	14.84%
		有一点	1 分	45	15.90%
		有些	2 分	82	28.98%
		相当	3 分	61	21.55%
		非常	4 分	53	18.73%
C5	我拉肚子	一点也不	4 分	182	64.31%
		有一点	3 分	49	17.31%
		有些	2 分	28	9.89%
		相当	1 分	15	5.30%
		非常	0 分	9	3.18%
C6	我的食欲好	一点也不	0 分	39	13.78%
		有一点	1 分	44	15.55%
		有些	2 分	82	28.98%
		相当	3 分	74	26.15%
		非常	4 分	44	15.55%
HEP1	外表的变化使我难过	一点也不	4 分	203	71.73%
		有一点	3 分	41	14.49%
		有些	2 分	23	8.13%
		相当	1 分	12	4.24%
		非常	0 分	4	1.41%
CNS7	我的背痛	一点也不	4 分	169	59.72%
		有一点	3 分	42	14.84%
		有些	2 分	49	17.31%
		相当	1 分	15	5.30%
		非常	0 分	8	2.83%
CX6	便秘使我感到烦恼	一点也不	4 分	210	74.20%
		有一点	3 分	31	10.95%
		有些	2 分	25	8.83%
		相当	1 分	12	4.24%
		非常	0 分	5	1.77%

（续）

编号	题目	选项	得分	人数	比例
HI7	我觉得特别疲劳	一点也不	4分	88	31.10%
		有一点	3分	78	27.56%
		有些	2分	69	24.38%
		相当	1分	31	10.95%
		非常	0分	17	6.01%
AN7	我能够做我平常做的事	一点也不	0分	57	20.14%
		有一点	1分	57	20.14%
		有些	2分	68	24.03%
		相当	3分	68	24.03%
		非常	4分	33	11.66%
HEP2	黄疸或皮肤发黄烦扰着我	一点也不	4分	216	76.33%
		有一点	3分	31	10.95%
		有些	2分	22	7.77%
		相当	1分	11	3.89%
		非常	0分	3	1.06%
HEP3	我发过烧	一点也不	4分	189	66.78%
		有一点	3分	44	15.55%
		有些	2分	37	13.07%
		相当	1分	11	3.89%
		非常	0分	2	0.71%
HEP4	我有过痒的感觉	一点也不	4分	147	51.94%
		有一点	3分	63	22.26%
		有些	2分	43	15.19%
		相当	1分	17	6.01%
		非常	0分	13	4.59%
HEP5	我对食物味道的感觉变了	一点也不	4分	169	59.72%
		有一点	3分	51	18.02%
		有些	2分	42	14.84%
		相当	1分	18	6.36%
		非常	0分	3	1.06%

（续）

编号	题目	选项	得分	人数	比例
HEP6	我有过寒颤	一点也不	4分	218	77.03%
		有一点	3分	34	12.01%
		有些	2分	25	8.83%
		相当	1分	3	1.06%
		非常	0分	3	1.06%
HN2	我口干舌燥	一点也不	4分	102	36.04%
		有一点	3分	62	21.91%
		有些	2分	56	19.79%
		相当	1分	44	15.55%
		非常	0分	19	6.71%
HEP8	我肚子难受或疼痛	一点也不	4分	135	47.70%
		有一点	3分	58	20.49%
		有些	2分	57	20.14%
		相当	1分	27	9.54%
		非常	0分	6	2.12%

（6）胃部病变特异性项目（FACT-Ga）

128 位胃部病变患者中，①就"我的体重在下降"一题来讲，近30%的患者体重完全没有下降，12.50%的患者体重严重下降。②就"我的食欲降低"一题来讲，在被调查者中，有20%的患者食欲严重降低，其他患者受影响程度较小。③就"胃反酸或烧心使我烦恼"一题来讲，42.19%的患者没有受到胃反酸或烧心烦扰，12.50%的患者因胃反酸或烧心而烦恼严重。④就"我能够吃我喜欢吃的食物"一题来讲，24.22%的患者一点也不能吃其喜欢吃的食物，其他患者根本不受影响或仅受一定限制。⑤就"我吃东西时感到难受或疼痛"一题来讲，45.31%的患者吃东西时一点也不感到难受或疼痛，14.06%的患者感到相当难受或疼痛。⑥就"我有肚子饱满或沉重的感觉"一题来讲，35.94%的患者完全没有肚子饱满或沉重的感觉，14.06%的患者较大程度上感到肚子饱满或沉重，另50%的患者感觉程度一般。⑦就"我肚子肿胀或绞痛"一题来讲，55.47%的患者一点也不会肚子肿胀或绞痛，也有近10%的患者感到很肿胀或绞痛。⑧就"我吞咽食物有困难"一题来讲，多数患者吞咽食物没有障碍，18.75%的患者会觉得有些困难或相当困难。⑨就"饮食习惯的变化使我烦恼"一题来讲，44.53%的患者会因饮食习惯的变化受到一定程度的烦扰，12.5%的患者则感到很烦恼。⑩就"我能享受跟家人或朋友一起吃饭的乐趣"一题来讲，有12.5%的患者完全不能享受跟家人或朋友一起吃饭的乐趣。⑪就"我的消化问题妨碍我做平常做的事"一题来讲，33.59%的患者做平常做的事情完全不受消化问题妨碍，其他患者多少都会受到一些妨碍，其中近15%的患者相当或非常受妨碍。⑫就"因为我的疾病，我避免外出吃饭"一题来讲，21.09%的患者一点也不会受到影响，

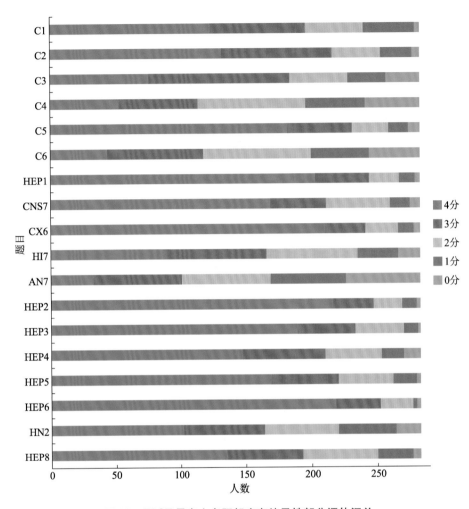

图 49　FACT 量表患者肝部病变特异性部分评估汇总

31.25% 的患者则会因其所患疾病而尽可能避免外出吃饭。⑬就 "我担心胃会有问题" 一题来讲，12.5% 的患者完全不担心胃会有问题，30.47% 的患者则很担心自己的胃会有问题。⑭就 "我肚子难受或疼痛" 一题来讲，75% 的患者完全没有肚子难受或疼痛感，另25% 的患者有较大程度的肚子难受或疼痛感。⑮就 "胀气（胃肠气胀）使我烦恼" 一题来讲，39.06% 的患者完全没有胀气烦恼，但也有 15.63% 的患者会感到很大烦恼。⑯就 "我拉肚子" 一题来讲，绝大多数患者不会拉肚子或有轻微拉肚子现象，只有 13.28% 的患者拉肚子较为严重。⑰就 "我感到累" 一题来讲，近 30% 的患者一点也不感到累，其他患者会有不同程度的疲劳感。⑱就 "我觉得全身虚弱无力" 一题来讲，62.5% 的患者完全不觉得虚弱无力或稍微有点虚弱无力，37.5% 的患者则感到较大程度的虚弱无力。⑲就 "因为我的疾病，我计划未来有困难" 一题来讲，只有 20.31% 的患者感到因为疾病而使自己计划未来很有困难，其他患者在计划未来时并不会因疾病而有太大困难（表 63、图 50）。

表 63　FACT 量表患者胃部病变特异性部分评估汇总

编号	题目	选项	得分	人数	比例
C2	我的体重在下降	一点也不	4 分	38	29.69%
		有一点	3 分	42	32.81%
		有些	2 分	32	25.00%
		相当	1 分	10	7.81%
		非常	0 分	6	4.69%
GA1	我的食欲降低	一点也不	4 分	38	29.69%
		有一点	3 分	36	28.13%
		有些	2 分	28	21.88%
		相当	1 分	17	13.28%
		非常	0 分	9	7.03%
GA2	胃反酸或烧心使我烦恼	一点也不	4 分	54	42.19%
		有一点	3 分	30	23.44%
		有些	2 分	28	21.88%
		相当	1 分	11	8.59%
		非常	0 分	5	3.91%
HN1	我能够吃我喜欢吃的食物	一点也不	0 分	31	24.22%
		有一点	1 分	35	27.34%
		有些	2 分	21	16.41%
		相当	3 分	28	21.88%
		非常	4 分	13	10.16%
GA6	我吃东西时感到难受或疼痛	一点也不	4 分	58	45.31%
		有一点	3 分	32	25.00%
		有些	2 分	20	15.63%
		相当	1 分	14	10.94%
		非常	0 分	4	3.13%
GA5	我有肚子饱满或沉重的感觉	一点也不	4 分	46	35.94%
		有一点	3 分	37	28.91%
		有些	2 分	27	21.09%
		相当	1 分	14	10.94%
		非常	0 分	4	3.13%

（续）

编号	题目	选项	得分	人数	比例
C1	我肚子肿胀或绞痛	一点也不	4分	71	55.47%
		有一点	3分	27	21.09%
		有些	2分	18	14.06%
		相当	1分	11	8.59%
		非常	0分	1	0.78%
GA12	我吞咽食物有困难	一点也不	4分	86	67.19%
		有一点	3分	18	14.06%
		有些	2分	13	10.16%
		相当	1分	6	4.69%
		非常	0分	5	3.91%
GA4	饮食习惯的变化使我烦恼	一点也不	4分	55	42.97%
		有一点	3分	41	32.03%
		有些	2分	16	12.50%
		相当	1分	12	9.38%
		非常	0分	4	3.13%
E6	我能享受跟家人或朋友一起吃饭的乐趣	一点也不	0分	16	12.50%
		有一点	1分	21	16.41%
		有些	2分	28	21.88%
		相当	3分	39	30.47%
		非常	4分	24	18.75%
GA10	我的消化问题妨碍我做平常做的事	一点也不	4分	43	33.59%
		有一点	3分	36	28.13%
		有些	2分	30	23.44%
		相当	1分	11	8.59%
		非常	0分	8	6.25%
GA9	因为我的疾病，我避免外出吃饭	一点也不	4分	27	21.09%
		有一点	3分	30	23.44%
		有些	2分	31	24.22%
		相当	1分	24	18.75%
		非常	0分	16	12.50%

（续）

编号	题目	选项	得分	人数	比例
GA7	我担心胃会有问题	一点也不	4 分	16	12.50%
		有一点	3 分	47	36.72%
		有些	2 分	26	20.31%
		相当	1 分	23	17.97%
		非常	0 分	16	12.50%
HEP8	我肚子难受或疼痛	一点也不	4 分	54	42.19%
		有一点	3 分	42	32.81%
		有些	2 分	17	13.28%
		相当	1 分	13	10.16%
		非常	0 分	2	1.56%
GA14	胀气（胃肠气胀）使我烦恼	一点也不	4 分	50	39.06%
		有一点	3 分	28	21.88%
		有些	2 分	30	23.44%
		相当	1 分	15	11.72%
		非常	0 分	5	3.91%
C5	我拉肚子	一点也不	4 分	90	70.31%
		有一点	3 分	21	16.41%
		有些	2 分	10	7.81%
		相当	1 分	6	4.69%
		非常	0 分	1	0.78%
AN2	我感到累	一点也不	4 分	38	29.69%
		有一点	3 分	41	32.03%
		有些	2 分	29	22.66%
		相当	1 分	16	12.50%
		非常	0 分	4	3.13%
HI12	我觉得全身虚弱无力	一点也不	4 分	44	34.38%
		有一点	3 分	36	28.13%
		有些	2 分	23	17.97%
		相当	1 分	21	16.41%
		非常	0 分	4	3.13%

（续）

编号	题目	选项	得分	人数	比例
LEU4	因为我的疾病， 我计划未来有困难	一点也不	4分	40	31.25%
		有一点	3分	34	26.56%
		有些	2分	28	21.88%
		相当	1分	15	11.72%
		非常	0分	11	8.59%

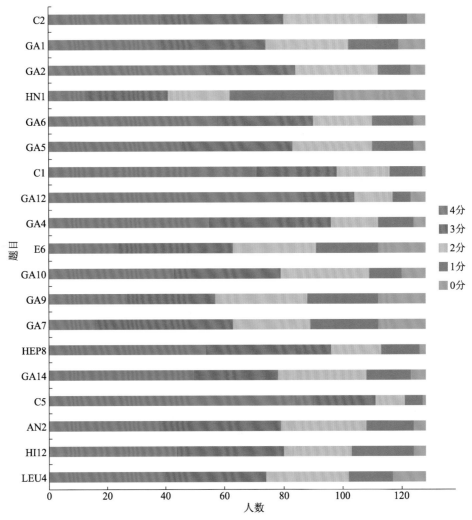

图50 FACT量表患者胃部病变特异性部分评估汇总

3. FACT量表的评分结果

（1）总评分

根据标化后的总评分可以得出，肝部病变的生命质量最高，第二是乳腺病变，其次是大肠病变、胃部病变、食道病变，肺部病变的生命质量最低。其中通用部分生命质量评分最高的为乳腺病变，第二位为大肠病变，其次为胃部病变、食道病变、肝部病变，最低为肺部病变。但在特异性部分生命质量评分中，肝部病变的评分最高，第二是胃部病变，其次是食道病变、肺部病变、大肠病变，乳腺病变的评分最低（表64、图51）。

表64　FACT生命质量评估癌症特异性系列量表总评分

分类	病变部位	通用部分	特异性部分	总评分
原始分数	肺部病变	69.74	18.34	88.07
	乳腺病变	77.64	22.78	100.42
	大肠病变	76.08	17.97	94.05
	食道病变	72.97	45.20	118.17
	肝部病变	72.59	53.82	126.41
	胃部病变	74.42	52.19	126.61
标化分数	肺部病变	64.57	65.50	64.76
	乳腺病变	71.89	63.28	69.74
	大肠病变	70.44	64.18	69.15
	食道病变	67.56	66.47	67.14
	肝部病变	67.21	74.75	70.23
	胃部病变	68.91	68.67	68.81

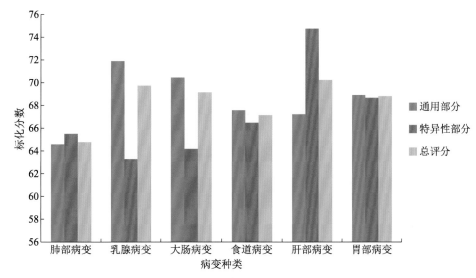

图51　FACT生命质量评估癌症特异性系列量表总评分

（2）通用部分评分

根据标化后的通用部分评分可以得出，生理状况最好的是肝部病变，最差的是肺部病变；社会/家庭状况最好的是食道病变，最差的是大肠病变；情感状况最好的是胃部病变，最差的是肺部病变；功能状况最好的是大肠病变，最差的是肺部病变（表65、图52）。

表65　FACT生命质量评估癌症特异性系列量表通用部分评分

评分	病变部位	生理状况	社会/家庭状况	情感状况	功能状况
原始分数	肺部病变	17.83	20.47	15.93	13.86
	乳腺病变	20.37	22.73	17.25	16.49
	大肠病变	19.10	19.50	17.47	16.61
	食道病变	19.18	22.74	16.85	15.20
	肝部病变	20.40	20.43	17.43	14.02
	胃部病变	20.10	20.68	17.72	15.73
标化分数	肺部病变	63.68	73.11	66.38	49.50
	乳腺病变	72.75	81.18	71.88	58.89
	大肠病变	68.21	69.64	72.79	59.32
	食道病变	68.50	81.21	70.21	54.29
	肝部病变	72.86	72.96	72.63	50.07
	胃部病变	71.79	73.86	73.83	56.18

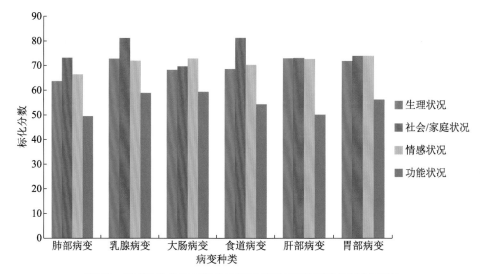

图52　FACT生命质量评估癌症特异性系列量表通用部分评分

（3）6种癌症的分期评分

根据标化后的总评分可以得出，食道病变及胃部病变癌前病变评分最高，前期评分低于末期；肝部病变及肺部病变的Ⅰ期生命质量评分最高，前期评分高于末期；大肠病变和乳腺病变癌前评分最高，Ⅱ期、Ⅲ期评分高于Ⅰ期、Ⅳ期。

根据标化后的通用部分评分可以得出，食道病变癌前病变评分最高，前期评分低于末期；胃部病变的评分相差不大，前中期评分略高于末期；大肠病变癌前病变评分最高，Ⅰ、Ⅳ期评分较低；肝部病变前期评分高于末期；肺部病变Ⅰ期评分最高，癌前病变评分最低；乳腺病变癌前病变评分最高，前期评分高于末期。

根据标化后的特异性部分评分可以得出，食道病变癌前评分最高，Ⅲ期评分最低；胃部病变前期评分低于末期；大肠病变Ⅲ期评分最高；肝部病变Ⅳ期评分最低，前期评分明显高于末期；肺部病变Ⅰ期评分最高；乳腺病变癌前评分最高，前期评分低于末期。

食道病变和乳腺病变0期的生命质量评分较低的原因可能是样本量都少于5个造成结果的不准确（表66、图53）。

表66　FACT生命质量评估癌症特异性系列量表分期评分

评分	病变部位	部分	癌前病变	0 期	Ⅰ 期	Ⅱ 期	Ⅲ 期	Ⅳ 期
原始分数	肺部病变	通用部分	66.27	—	77.74	66.82	73.92	71.17
		特异部分	16.95	—	20.81	18.93	19.58	18.65
		总评分	83.22	—	98.55	85.75	93.50	89.82
	乳腺病变	通用部分	90.64	76.50*	77.14	77.86	76.87	74.10
		特异部分	25.71	23.75*	21.93	22.34	22.88	23.23
		总评分	116.36	100.25*	99.07	100.20	99.75	97.33
	大肠病变	通用部分	83.80	—	72.47	76.75	81.08	73.79
		特异部分	19.82	—	17.00	18.57	20.00	17.19
		总评分	103.62	—	89.47	95.32	101.08	90.99
	食道病变	通用部分	84.41	61.00*	73.08	75.79	75.94	84.34
		特异部分	55.15	53.00*	46.95	47.85	44.80	47.20
		总评分	139.56	114.00*	120.03	123.64	120.74	131.54
	肝部病变	通用部分	69.08	—	77.74	74.58	75.58	60.72
		特异部分	52.69	—	56.38	56.32	53.92	46.50
		总评分	121.77	—	134.12	130.90	129.50	107.22
	胃部病变	通用部分	76.72	—	75.95	75.81	76.33	73.63
		特异部分	52.86	—	51.00	52.14	53.24	55.57
		总评分	129.58	—	126.95	127.95	129.57	129.20
标化分数	肺部病变	通用部分	61.36	—	71.98	61.87	68.44	65.90
		特异部分	60.54	—	74.32	67.61	69.93	66.61
		总评分	61.19	—	72.46	63.05	68.75	66.04
	乳腺病变	通用部分	83.93	70.83*	71.43	72.09	71.18	68.61
		特异部分	71.42	65.97*	60.92	62.06	63.56	64.53
		总评分	80.81	69.62*	68.80	69.58	69.27	67.59
	大肠病变	通用部分	77.59	—	67.10	71.06	75.07	68.32
		特异部分	70.79	—	60.71	66.32	71.43	61.39
		总评分	76.19	—	65.79	70.09	74.32	66.90

（续）

评分	病变部位	部分	癌前病变	0 期	Ⅰ 期	Ⅱ 期	Ⅲ 期	Ⅳ 期
标化分数	食道病变	通用部分	78.16	56.48*	67.67	70.18	70.31	78.09
		特异部分	81.10	77.94*	69.04	70.37	65.88	69.41
		总评分	79.30	64.77*	68.20	70.25	68.60	74.74
	肝部病变	通用部分	63.96	—	71.98	69.06	69.98	56.22
		特异部分	73.18	—	78.31	78.22	74.89	64.58
		总评分	67.65	—	74.51	72.72	71.94	59.57
	胃部病变	通用部分	71.04	—	70.32	70.19	70.68	68.18
		特异部分	69.55	—	67.11	68.61	70.05	73.12
		总评分	70.42	—	68.99	69.54	70.42	70.22

注：* 表示样本量少于 5 个。

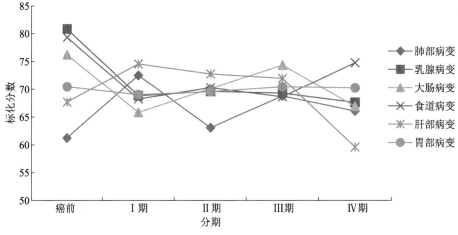

图 53　FACT 生命质量评估癌症特异性系列量表分期总评分

（4）不同治疗方案的评分

根据标化后的总评分可以得出，在食道病变、肝部病变和肺部病变的治疗手段中，新辅助化疗及手术的生命质量评分最高，对症支持治疗的评分最低；在胃部病变的治疗手段中单纯放疗的生命质量评分最高，同步放化疗的生命质量最低；大肠病变的治疗手段中其他手段生命质量最高，其他手段中大多数患者的治疗手段为肠镜切除息肉，单纯放疗的生命质量最低；乳腺病变的治疗手段中，单纯手术治疗的生命质量评分最高，同步放化疗的生命质量评分最低。

标化后通用部分、特异性部分评分和总评分差异不大，与总评分不同的是，通用部分的食管病变评分最高的为单纯化疗；胃部病变最低评分为单纯手术治疗。特异性部分的肝部病变的单纯化疗评分最高，单纯手术治疗的评分最低；乳腺病变的其他手段评分最低，其他手段中大多数患者的治疗手段为手术及放化疗治疗（表 67、图 54）。

表67　FACT 生命质量评估癌症特异系列量表不同治疗方案评分

评分	病变部位	部分	单纯手术治疗	根治术	单纯放疗	单纯化疗	手术+术后辅助化疗	新辅助化疗+手术	同步放化疗	对症支持治疗	其他
原始分数	肺部病变	通用部分	80.54	76.23	61.67*	72.13	71.00	94.67*	67.83*	59.54	75.53
		特异部分	19.71	21.00	17.00*	20.24	19.08	25.00*	18.25*	14.35	19.67
		总评分	100.25	97.23	78.67*	92.37	90.08	119.67*	86.08*	73.89	95.19
	乳腺病变	通用部分	87.10	81.07	60.50*	75.65	77.33	79.14	58.07	78.10	77.30
		特异部分	25.50	23.23	22.00*	22.59	22.19	22.54	21.40	23.87	20.30
		总评分	112.60	104.30	82.50*	98.24	99.53	101.68	79.47	101.97	97.60
	大肠病变	通用部分	82.73	70.97	42.75*	74.21	77.75	52.25*	85.67	71.29	88.36
		特异部分	18.07	16.62	10.50*	18.35	19.35	13.00*	15.50	17.56	20.23
		总评分	100.80	87.59	53.25*	92.56	97.10	65.25*	101.17	88.85	108.59
	食道病变	通用部分	75.41	70.86	89.10	79.10	78.43	86.17	79.29	48.81	77.89
		特异部分	48.36	43.19	51.63	45.50	44.57	59.33	47.09	34.37	50.79
		总评分	123.77	114.05	140.73	124.60	123.00	145.50	126.38	83.18	128.68
	肝部病变	通用部分	71.18	79.51	79.00	76.42	74.96	80.83*	—	68.52	74.76
		特异部分	51.68	58.38	59.20	59.64	52.94	58.33*	—	51.91	54.88
		总评分	122.86	137.88	138.20	136.06	127.90	139.17*	—	120.43	129.63
	胃部病变	通用部分	69.85	78.16	91.00*	76.76	70.67	84.25*	73.00*	71.24	72.85
		特异部分	51.75	51.94	67.00*	58.41	49.56	54.00*	41.75*	47.54	49.67
		总评分	121.60	130.10	158.00*	135.17	120.23	138.25*	114.75*	118.78	122.51

（续）

评分	病变部位	部分	单纯手术治疗	根治术	单纯放疗	单纯化疗	手术+术后辅助化疗	新辅助化疗+手术	同步放化疗	对症支持治疗	其他
标化分数	肺部病变	通用部分	74.57	70.58	57.10*	66.79	65.74	87.65*	62.81*	55.13	69.93
		特异部分	70.41	75.00	60.71*	72.28	68.15	89.29*	65.18*	51.25	70.24
		总评分	73.71	71.49	57.85*	67.92	66.24	87.99*	63.29*	54.33	69.99
	乳腺病变	通用部分	80.64	75.06	56.02*	70.05	71.60	73.28	53.77	72.31	71.57
		特异部分	70.83	64.52	61.11*	62.74	61.65	62.61	59.44	66.30	56.39
		总评分	78.19	72.43	57.29*	68.22	69.12	70.61	55.19	70.81	67.78
	大肠病变	通用部分	76.60	65.72	39.58*	68.71	71.99	48.38*	79.32	66.01	81.81
		特异部分	64.54	59.34	37.50*	65.53	69.11	46.43*	55.36	62.71	72.25
		总评分	74.12	64.40	39.15*	68.06	71.40	47.98*	74.39	65.33	79.85
	食道病变	通用部分	69.82	65.61	82.50	73.24	72.62	79.78	73.41	45.19	72.12
		特异部分	71.12	63.52	75.92	66.91	65.55	87.25	69.25	50.54	74.69
		总评分	70.32	64.80	79.96	70.80	69.89	82.67	71.81	47.26	73.11
	肝部病变	通用部分	65.90	73.62	73.15	70.76	69.41	74.85*	—	63.44	69.22
		特异部分	71.78	81.08	82.22	82.83	73.52	81.02*	—	72.10	76.22
		总评分	68.26	76.60	76.78	75.59	71.06	77.32*	—	66.91	72.02
	胃部病变	通用部分	64.68	72.37	84.26*	71.08	65.43	78.01*	67.59*	65.97	67.45
		特异部分	68.09	68.35	88.16*	76.85	65.21	71.05*	54.93*	62.55	65.35
		总评分	66.09	70.71	85.87*	73.46	65.34	75.14*	62.36*	64.55	66.58

注：＊表示样本量少于5个

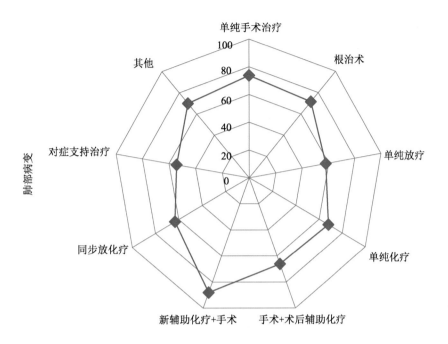

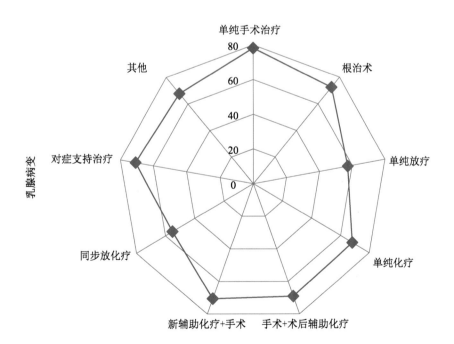

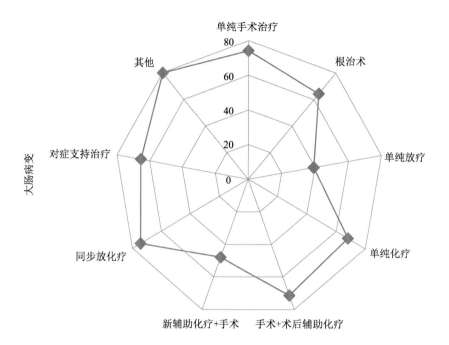

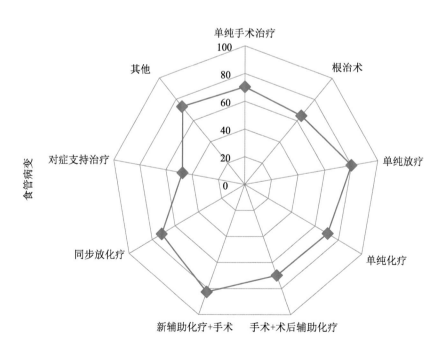

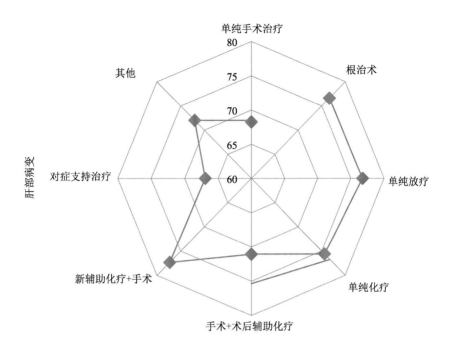

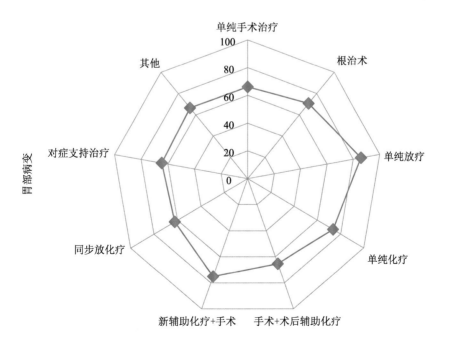

图 54 FACT 生命质量评估癌症特异性系列量表不同治疗方案评分

五、结论

在 EQ-5D 的五维度测量中，除焦虑维度外，肺部、乳腺、大肠、食管、肝部、胃部 6 种病变部位人群在行动能力、日常活动、疼痛和自我照顾能力方面的表现显著不同：肺部病变人群的行动能力和日常活动能力低于其他五种病变，且自我照顾能力在一定程度上明显受限；相比其他癌变人群，食管病变和肺部病变人群的疼痛问题更为突出。从 EQ-5D 量表两类评分结果看，健康状况效用值总体高于 VAS 评分，且不同病变部位人群在两类评分中的得分排序明显不同：健康状况效用值的评分由高到低依次为乳腺病变、胃部病变、肝部病变、食管病变、大肠病变、肺部病变；VAS 评分中乳腺病变最高，其次是食管病变、肺部病变、大肠病变、肝部病变和胃部病变。研究认为，此种得分现象可能与健康效用值的天花板效应有关。

EQ-5D 及 FACT 量表的评分结果显示，不同癌症、不同分期及不同治疗方式的癌症患者生活质量得分基本不相同。以肺部病变患者为例，从不同分期看，其健康状况效用值 I 期最高，II 期最低；VAS 评分是 III 期最高，II 期最低；FACT 标化后的总评分 I 期最高，癌前评分最低。从不同治疗方案看，肺部病变患者的健康状况效用值评分最高的治疗方案是单纯手术治疗，最低的是根治术和对症支持治疗；VAS 评分最高的治疗方案是单纯手术治疗，最低的是单纯放疗；FACT 标化后的总评分最高的治疗方案是新辅助化疗及手术，最低的是对症支持治疗。从以上研究结果可以看出，用同一种方法（EQ-5D 或 FACT 量表）测量患者的生命质量发现，不同病变部位的人群具有不同的生命质量得分；对同一病变部位的患者运用不同量表进行测量，得到的效用值（健康状况效用值、VAS 评分、FACT 标化总分）同样存在差异。

▶ 第五章

EQ-5D 与 FACT 量表信度效度分析

一、摘要

　　研究目的：本研究依托 2013—2014 年在北京市城市地区开展的食管癌、胃癌、大肠癌、肝癌、肺癌和乳腺癌的人群筛查和早诊早治现场，采用欧洲五维健康量表（EQ-5D）及癌症治疗功能评价量表（FACT）对癌症及癌前患者的健康相关生活质量进行测量并分析两种量表的信度及效度。

　　研究方法：采用 EQ-5D-3L 与 FACT 量表同时对 1001 例癌症患者进行测量，分别进行 Cronbach's α 系数的内部一致性信度检验；FACT 量表进行 KMO 适应性检验及公因子效度分析，EQ-5D 量表进行聚合效度分析。

　　研究结果：FACT 及 EQ-5D 共同有效问卷 1001 份。对于内部一致性信度检验，肺部、乳腺、大肠、食管、肝部、胃部这六个部位 EQ-5D-3L 部分 Cronbach's α 得分分别为 0.846、0.805、0.877、0.862、0.793、0.844；FACT 量表 Cronbach's α 得分分别为 0.935、0.916、0.950、0.952、0.915、0.953，FACT 量表的 Cronbach's α 得分总体高于 EQ-5D-3L。对于结构效度检验，肺癌 FACT 量表提取出 7 个公因子，累计解释方差 64.28%。乳腺癌 FACT 量表提取出 7 个公因子，累计解释方差 65.15%。大肠癌 FACT 量表提取出 8 个公因子，累计解释方差 71.43%。食管癌 FACT 量表提取出 8 个公因子，累计解释方差 67.21%。肝癌 FACT 量表提取出 11 个公因子，累计解释方差 64.76%。胃癌 FACT 量表提取出 9 个公因子，累计解释方差 70.56%。将 FACT 作为标准，EQ-5D-3L 量表的聚合效度分别为 0.592、0.503、0.715、0.672、0.561、0.444；EQ-VAS 的聚合效度分别为 0.553、0.606、0.576、0.579、0.361、0.364。

　　研究结论：对于北京市肺部、乳腺、大肠、食管、肝部、胃部这六个部位癌症患者，FACT 量表都具有良好的信度效度。EQ-5D 量表用于北京市癌症患者的生活质量评估具有较好的信度，肺部、乳腺、大肠、食管、肝部癌症患者的 EQ-5D 量表效度较好，胃部癌症患者的 EQ-5D 量表效度一般。FACT 量表的内部一致性信度要好于 EQ-5D-3L。

二、FACT 量表对北京癌症患者生活质量评估的信度效度比较

1. 分析思路及方法

　　本研究采用 SPSS 19.0 版统计学软件进行数据分析，信度检验采用内部一致性信度检

验，用 Cronbach's α 系数作为信度指标，评估量表各维度间的一致性；效度检验进行结构检验，采用 Bartlett 球形检验、KMO 检验及因子分析，提取能够代表量表结构的公因子，获得公因子的累计贡献率。

2.6 种癌症患者 FACT 量表生活质量评估的信度效度

（1）肺癌患者 FACT 量表生活质量评估的信度效度

内部一致性信度：健康描述系统中总的 Cronbach's α 系数为 0.935，提示量表各维度的内部一致性较好，测量的稳定性较好（表 68）。

表 68　FACT 量表各项已删除的 Cronbach's α 值

题目	项已删除的 Cronbach's α 值	题目	项已删除的 Cronbach's α 值
GP1	0.933	GE4	0.931
GP2	0.933	GE5	0.931
GP3	0.932	GE6	0.932
GP4	0.933	GF1	0.933
GP5	0.936	GF2	0.933
GP6	0.933	GF3	0.931
GP7	0.932	GF4	0.931
GS1	0.934	GF5	0.932
GS2	0.934	GF6	0.932
GS3	0.936	GF7	0.931
GS4	0.935	LB1	0.932
GS5	0.934	LC2	0.932
GS6	0.934	LL1	0.933
GS7	0.936	LL2	0.934
GE1	0.932	LC6	0.933
GE2	0.934	LL3	0.933
GE3	0.932	LL4	0.933

结构效度：本研究采用因子分析及相关分析进行效度检验，Bartlett 球形检验常用于因子分析的适应性检验，KMO 适当性检验值为 0.878，Bartlett 球形检验卡方值为 2739（$df = 561$，$P < 0.001$），达到显著性水平，说明数据适合进行因子分析。采用最大变异法进行转轴后，根据特征根 ≥1，提取出 7 个公因子，解释总变异方差的 64.28%，提示量表健康描述系统结构理想（表 69）。

表 69　FACT 量表公因子特征根及解释变异量

因子	特征根	解释方差（%）	累计解释方差（%）
1	11.334	33.334	33.334
2	3.694	10.865	44.199
3	1.801	5.298	49.497
4	1.467	4.316	53.813
5	1.307	3.843	57.656
6	1.194	3.513	61.169
7	1.058	3.111	64.280

（2）乳腺癌患者 FACT 量表生活质量评估的信度效度

内部一致性信度：健康描述系统中总的 Cronbach's α 系数为 0.916，提示量表各维度的内部一致性较好，测量的稳定性较好（表 70）。

表 70　FACT 量表各项已删除的 Cronbach's α 值

题目	项已删除的 Cronbach's α 值	题目	项已删除的 Cronbach's α 值
GP1	0.912	GE5	0.911
GP2	0.913	GE6	0.911
GP3	0.912	GF1	0.910
GP4	0.913	GF2	0.911
GP5	0.913	GF3	0.911
GP6	0.911	GF4	0.912
GP7	0.913	GF5	0.911
GS1	0.913	GF6	0.911
GS2	0.914	GF7	0.910
GS3	0.913	BB1	0.914
GS4	0.915	BB2	0.923
GS5	0.913	BB3	0.915
GS6	0.914	BB4	0.917
GS7	0.915	BB5	0.915
GE1	0.911	BB6	0.916
GE2	0.918	BB7	0.913
GE3	0.912	BB8	0.914
GE4	0.911	BB9	0.917

结构效度：本研究采用因子分析及相关分析进行效度检验，Bartlett 球形检验常用于因子分析的适应性检验，KMO 适当性检验值为 0.881，Bartlett 球形检验卡方值为 4073（$df=630$，$P<0.001$），达到显著性水平，说明数据适合进行因子分析。采用最大变异法进行转轴后，根据特征根 ≥1，提取出 7 个公因子，解释总变异方差的 65.15%，提示量表健康描述系统结构理想（表71）。

表71　FACT 量表公因子特征根及解释变异量

因子	特征根	解释方差（%）	累计解释方差（%）
1	10.633	29.537	29.537
2	3.999	11.109	40.647
3	2.761	7.670	48.317
4	2.162	6.007	54.324
5	1.449	4.024	58.348
6	1.249	3.468	61.816
7	1.202	3.338	65.154

（3）大肠癌患者 FACT 量表生活质量评估的信度效度

内部一致性信度：健康描述系统中总的 Cronbach's α 系数为 0.950，提示量表各维度的内部一致性较好，测量的稳定性较好（表72）。

表72　FACT 量表各项已删除的 Cronbach's α 值

题目	项已删除的 Cronbach's α 值	题目	项已删除的 Cronbach's α 值
GP1	0.949	GE4	0.948
GP2	0.949	GE5	0.948
GP3	0.948	GE6	0.947
GP4	0.948	GF1	0.948
GP5	0.948	GF2	0.948
GP6	0.948	GF3	0.948
GP7	0.948	GF4	0.948
GS1	0.948	GF5	0.948
GS2	0.949	GF6	0.949
GS3	0.948	GF7	0.947
GS4	0.950	CC1	0.950
GS5	0.949	CC2	0.949
GS6	0.949	CC3	0.951
GS7	0.949	CC4	0.949
GE1	0.949	CC5	0.952
GE2	0.949	CC6	0.949
GE3	0.948	CC7	0.948

结构效度：本研究采用因子分析及相关分析进行效度检验，Bartlett 球形检验常用于因子分析的适应性检验，KMO 适当性检验值为 0.884，Bartlett 球形检验卡方值为 2606（$df = 561$，$P < 0.001$），达到显著性水平，说明数据适合进行因子分析。采用最大变异法进行转轴后，根据特征根≥1，提取出 7 个公因子，解释总变异方差的 71.43%，提示量表健康描述系统结构理想（表 73）。

表 73 FACT 量表公因子特征根及解释变异量

因子	特征根	解释方差（%）	累计解释方差（%）
1	13.556	39.871	39.871
2	2.678	7.876	47.746
3	1.881	5.533	53.279
4	1.645	4.837	58.116
5	1.265	3.721	61.837
6	1.149	3.379	65.216
7	1.100	3.237	68.453

（4）食管癌患者 FACT 量表生活质量评估的信度效度

内部一致性信度：健康描述系统中总的 Cronbach's α 系数为 0.952，提示量表各维度的内部一致性较好，测量的稳定性较好（表 74）。

表 74 FACT 量表各项已删除的 Cronbach's α 值

题目	项已删除的 Cronbach's α 值	题目	项已删除的 Cronbach's α 值
GP1	0.951	GE2	0.951
GP2	0.950	GE3	0.950
GP3	0.950	GE4	0.950
GP4	0.950	GE5	0.950
GP5	0.951	GE6	0.950
GP6	0.950	GF1	0.950
GP7	0.950	GF2	0.951
GS1	0.951	GF3	0.949
GS2	0.951	GF4	0.951
GS3	0.952	GF5	0.950
GS4	0.952	GF6	0.950
GS5	0.951	GF7	0.950
GS6	0.951	EHN1	0.950
GS7	0.952	EHN2	0.952
GE1	0.950	EHN3	0.951

（续）

题目	项已删除的 Cronbach's α 值	题目	项已删除的 Cronbach's α 值
EHN4	0.952	EE4	0.951
EHN5	0.951	EE5	0.952
EHN10	0.950	EE6	0.950
EHN7	0.950	EC6	0.950
EE1	0.953	EE7	0.951
EE2	0.951	EACT11	0.951
EE3	0.951	EC2	0.950

结构效度：本研究采用因子分析及相关分析进行效度检验，Bartlett 球形检验常用于因子分析的适应性检验，KMO 适当性检验值为 0.885，Bartlett 球形检验卡方值为 4544（$df = 946$，$P < 0.001$），达到显著性水平，说明数据适合进行因子分析。采用最大变异法进行转轴后，根据特征根 ≥1，提取出 8 个公因子，解释总变异方差的 67.21%，提示量表健康描述系统结构理想（表 75）。

表 75　FACT 量表公因子特征根及解释变异量

因子	特征根	解释方差（%）	累计解释方差（%）
1	14.911	33.889	33.889
2	4.661	10.594	44.482
3	2.842	6.460	50.942
4	2.217	5.038	55.980
5	1.554	3.531	59.511
6	1.199	2.726	62.237
7	1.138	2.587	64.824
8	1.051	2.388	67.211

（5）肝癌患者 FACT 量表生活质量评估的信度效度

内部一致性信度：健康描述系统中总的 Cronbach's α 系数为 0.915，提示量表各维度的内部一致性较好，测量的稳定性较好（表 76）。

表 76　FACT 量表各项已删除的 Cronbach's α 值

题目	项已删除的 Cronbach's α 值	题目	项已删除的 Cronbach's α 值
GP1	0.914	GP5	0.913
GP2	0.914	GP6	0.914
GP3	0.913	GP7	0.912
GP4	0.912	GS1	0.914

（续）

题目	项已删除的 Cronbach's α 值	题目	项已删除的 Cronbach's α 值
GS2	0.914	HC1	0.912
GS3	0.913	HC2	0.914
GS4	0.915	HC3	0.913
GS5	0.914	HC4	0.913
GS6	0.914	HC5	0.915
GS7	0.915	HC6	0.912
GE1	0.912	HHep1	0.914
GE2	0.915	HCNS7	0.915
GE3	0.912	HCx6	0.914
GE4	0.913	HHI7	0.912
GE5	0.912	HAn7	0.912
GE6	0.912	HHep2	0.914
GF1	0.912	HHep3	0.914
GF2	0.913	HHep4	0.914
GF3	0.911	HHep5	0.913
GF4	0.913	HHep6	0.915
GF5	0.913	HHN2	0.913
GF6	0.912	HHep8	0.911
GF7	0.912	—	—

结构效度：本研究采用因子分析及相关分析进行效度检验，Bartlett 球形检验常用于因子分析的适应性检验，KMO 适当性检验值为 0.857，Bartlett 球形检验卡方值为 6324（$df =$ 990，$P < 0.001$），达到显著性水平，说明数据适合进行因子分析。采用最大变异法进行转轴后，根据特征根≥1，提取出 11 个公因子，解释总变异方差的 64.76%，提示量表健康描述系统结构理想（表 77）。

表 77　FACT 量表公因子特征根及解释变异量

因子	特征根	解释方差（%）	累计解释方差（%）
1	9.801	21.781	21.781
2	5.460	12.133	33.914
3	3.015	6.700	40.613
4	2.262	5.026	45.639
5	1.605	3.567	49.206
6	1.381	3.070	52.276

（续）

因子	特征根	解释方差（%）	累计解释方差（%）
7	1.270	2.823	55.099
8	1.172	2.605	57.703
9	1.101	2.446	60.149
10	1.075	2.388	62.537
11	1.002	2.226	64.763

（6）胃癌患者 FACT 量表生活质量评估的信度效度

内部一致性信度：健康描述系统中总的 Cronbach's α 系数为 0.953，提示量表各维度的内部一致性较好，测量的稳定性较好（表78）。

表78　FACT 量表各项已删除的 Cronbach's α 值

题目	项已删除的 Cronbach's α 值	题目	项已删除的 Cronbach's α 值
GP1	0.951	GF4	0.952
GP2	0.951	GF5	0.952
GP3	0.951	GF6	0.951
GP4	0.951	GF7	0.951
GP5	0.952	GC2	0.952
GP6	0.952	GGa1	0.951
GP7	0.951	GGa2	0.952
GS1	0.952	GHN1	0.953
GS2	0.952	GGa6	0.951
GS3	0.952	GGa5	0.952
GS4	0.953	GC1	0.952
GS5	0.952	GGa12	0.952
GS6	0.952	GGa4	0.951
GS7	0.952	E6	0.952
GE1	0.951	GGa10	0.952
GE2	0.954	GGa9	0.952
GE3	0.951	GGa7	0.952
GE4	0.951	GHep8	0.951
GE5	0.951	GGa14	0.951
GE6	0.951	GC5	0.952
GF1	0.953	GAn2	0.951
GF2	0.953	GHI12	0.950
GF3	0.951	GLeu4	0.950

结构效度：本研究采用因子分析及相关分析进行效度检验，Bartlett 球形检验常用于因子分析的适应性检验，KMO 适当性检验值为 0.875，Bartlett 球形检验卡方值为 4389（$df = 1035$，$P < 0.001$），达到显著性水平，说明数据适合进行因子分析。采用最大变异法进行转轴后，根据特征根≥1，提取出 9 个公因子，解释总变异方差的 70.56%，提示量表健康描述系统结构理想（表 79）。

表 79　FACT 量表公因子特征根及解释变异量

因子	特征根	解释方差（%）	累计解释方差（%）
1	15.732	34.201	34.201
2	5.722	12.439	46.640
3	2.489	5.410	52.050
4	1.962	4.266	56.316
5	1.577	3.428	59.744
6	1.413	3.073	62.817
7	1.315	2.858	65.675
8	1.168	2.538	68.213
9	1.080	2.348	70.561

三、EQ-5D 量表对北京癌症患者生活质量评估的信度效度比较

1. 分析思路及方法

本研究采用 SPSS 19.0 版统计学软件进行数据分析，信度检验采用内部一致性信度检验，用 Cronbach's α 系数作为信度指标，评估量表各维度间的一致性；效度检验采用聚合效度，通过 EQ-5D-3L 效用值得分、EQ-VAS 得分与 FACT 量表得分的关联性来进行评价，使用 Spearman 检验得到相关系数 r。Spearman 相关系数是度量两个变量之间的统计相关性的指标，能够评估两个变量之间的相关程度大小。相关系数大于 0.5 说明相关性强，若为 0.35 ~ 0.5，说明相关性中等，在 0.2 ~ 0.34 范围内则说明相关性较差。

2. 6 种癌症患者 EQ-5D 量表生活质量评估的信度效度

（1）肺癌患者 EQ-5D 量表生活质量评估的信度效度

内部一致性信度：健康描述系统中总的 Cronbach's α 系数为 0.846，提示量表各维度的内部一致性较好，测量的稳定性较好（表 80）。

表 80　EQ-5D-3L 量表各项已删除的 Cronbach's α 值

题目	项已删除的 Cronbach's α 值
行动	0.776
自我照顾	0.787
日常活动	0.775
疼痛	0.840
焦虑	0.873

聚合效度：EQ-5D-3L 的效用值及 VAS 评分与 FACT 结果比较的聚合效度分别为 0.592 及 0.553，提示量表的相关性强，聚合效度高（表 81）。

表 81　EQ-5D 与 FACT-L 结果比较的聚合效度

	EQ-5D-3L	EQ-VAS	FACT-L
EQ-5D-3L	1.000		
EQ-VAS	0.519**	1.000	
FACT-L	0.592**	0.553**	1.000

注：**表示在置信度（双测）为 0.01 时，相关性是显著的。

（2）乳腺患者 EQ-5D 量表生活质量评估的信度效度

内部一致性信度：健康描述系统中总的 Cronbach's α 系数为 0.805，提示量表各维度的内部一致性较好，测量的稳定性较好（表 82）。

表 82　EQ-5D-3L 量表各项已删除的 Cronbach's α 值

题目	项已删除的 Cronbach's α 值
行动	0.755
自我照顾	0.743
日常活动	0.710
疼痛	0.789
焦虑	0.821

聚合效度：EQ-5D-3L 的效用值及 VAS 评分与 FACT 结果比较的聚合效度分别为 0.503 及 0.606，提示量表的相关性强，聚合效度高（表 83）。

表 83　EQ-5D 与 FACT-B 结果比较的聚合效度

	EQ-5D-3L	EQ-VAS	FACT-B
EQ-5D-3L	1.000		
EQ-VAS	0.479**	1.000	
FACT-B	0.503**	0.606**	1.000

注：**表示在置信度（双测）为 0.01 时，相关性是显著的。

（3）大肠患者 EQ-5D 量表生活质量评估的信度效度

内部一致性信度：健康描述系统中总的 Cronbach's α 系数为 0.877，提示量表各维度的内部一致性较好，测量的稳定性较好（表 84）。

表 84 EQ-5D-3L 量表各项已删除的 Cronbach's α 值

题目	项已删除的 Cronbach's α 值
行动	0.822
自我照顾	0.834
日常活动	0.822
疼痛	0.870
焦虑	0.896

聚合效度：EQ-5D-3L 的效用值及 VAS 评分与 FACT 结果比较的聚合效度分别为 0.715 及 0.576，提示量表的相关性强，聚合效度高（表 85）。

表 85 EQ-5D 与 FACT-C 结果比较的聚合效度

	EQ-5D-3L	EQ-VAS	FACT-C
EQ-5D-3L	1.000		
EQ-VAS	0.547**	1.000	
FACT-C	0.715**	0.576**	1.000

注：**表示在置信度（双测）为 0.01 时，相关性是显著的。

（4）食管癌患者 EQ-5D 量表生活质量评估的信度效度

内部一致性信度：健康描述系统中总的 Cronbach's α 系数为 0.862，提示量表各维度的内部一致性较好，测量的稳定性较好（表 86）。

表 86 EQ-5D-3L 量表各项已删除的 Cronbach's α 值

题目	项已删除的 Cronbach's α 值
行动	0.802
自我照顾	0.795
日常活动	0.795
疼痛	0.852
焦虑	0.895

聚合效度：EQ-5D-3L 的效用值及 VAS 评分与 FACT 结果比较的聚合效度分别为 0.672 及 0.579，提示量表的相关性强，聚合效度高（表 87）。

表 87 EQ-5D 与 FACT-E 结果比较的聚合效度

	EQ-5D-3L	EQ-VAS	FACT-E
EQ-5D-3L	1.000		
EQ-VAS	0.587**	1.000	
FACT-E	0.672**	0.579**	1.000

注：**表示在置信度（双测）为 0.01 时，相关性是显著的。

（5）肝癌患者 EQ-5D 量表生活质量评估的信度效度

内部一致性信度：健康描述系统中总的 Cronbach's α 系数为 0.793，提示量表各维度的内部一致性较好，测量的稳定性较好（表88）。

表88　EQ-5D-3L 量表各项已删除的 Cronbach's α 值

题目	项已删除的 Cronbach's α 值
行动	0.691
自我照顾	0.702
日常活动	0.708
疼痛	0.809
焦虑	0.822

聚合效度：EQ-5D-3L 的效用值及 VAS 评分与 FACT-Hep 结果比较的聚合效度分别为 0.561 及 0.361，提示量表的相关性强，聚合效度高（表89）。

表89　EQ-5D 与 FACT-Hep 结果比较的聚合效度

	EQ-5D-3L	EQ-VAS	FACT-Hep
EQ-5D-3L	1.000		
EQ-VAS	0.375 **	1.000	
FACT-Hep	0.561 **	0.361 **	1.000

注：** 表示在置信度（双测）为 0.01 时，相关性是显著的。

（6）胃癌患者 EQ-5D 量表生活质量评估的信度效度

内部一致性信度：健康描述系统中总的 Cronbach's α 系数为 0.844，提示量表各维度的内部一致性较好，测量的稳定性较好（表90）。

表90　EQ-5D-3L 量表各项已删除的 Cronbach's α 值

题目	项已删除的 Cronbach's α 值
行动	0.783
自我照顾	0.790
日常活动	0.771
疼痛	0.835
焦虑	0.864

聚合效度：EQ-5D-3L 的效用值及 VAS 评分与 FACT-GA 结果比较的聚合效度分别为 0.444 及 0.364，提示量表的相关性强，聚合效度高（表91）。

表 91　EQ-5D 与 FACT-Ga 结果比较的聚合效度

	EQ-5D-3L	EQ-VAS	FACT-Ga
EQ-5D-3L	1.000		
EQ-VAS	0.461**	1.000	
FACT-Ga	0.444**	0.364**	1.000

注：** 表示在置信度（双测）为 0.01 时，相关性是显著的。

四、结论

对于北京市肺部、乳腺、大肠、食管、肝部、胃部这六个部位癌症患者，FACT 量表都具有良好的信度效度。EQ-5D 量表用于北京市癌症患者的生活质量评估具有较好的信度，肺部、乳腺、大肠、食管、肝部癌症患者的 EQ-5D 量表效度较好，胃部癌症患者的 EQ-5D 量表效度一般。FACT 量表的内部一致性信度要好于 EQ-5D-3L。

附件1 表 E1 患者诊治医疗费用信息摘录表

医院名称：_____

一、基本信息

1.1 病案患者姓名：_____

1.2 院内就诊病案号：_____

1.3 性别： □

    1 = 男   2 = 女

1.4 身份证号码： □□□□□□□□□□□□□□□□□□

    无法获得身份证号码时，请记录出生日期： □□□□年□□月□□日

1.5 在本院最后一次就诊时的实足年龄（身份证号码缺失时摘录）： □□岁

1.6 在本院最后一次就诊的结束日期： □□□□年□□月□□日

1.7 患者就诊时记录的家庭住址：_____省/市/自治区_____市/区_____县

二、临床信息

2.1 就诊确诊的癌变或癌前病变发生的部位： □

    1 = 肺   2 = 乳腺   3 = 大肠   4 食管   5 = 肝   6 = 胃

2.2 就诊确认的临床诊断细化信息： □

    1 = 癌症，临床分期：□□，TNM：T□N□M□，备注：_____

    2 = 癌前病变，类型细化信息：_____

2.3 病理诊断编码（依据附件卫生经济学评价部分——病理诊断编码表）： □□

    备注：_____

2.4 确诊日期： □□□□年□□月□□日

2.5 确诊主要依据： □

    1 = 活检/穿刺病理   2 = 手术组织病理

    3 = 影像，备注：_____   4 = 其他，备注：_____

三、医疗费用相关信息摘录

序号	项目	第一次诊治	第二次诊治	第三次诊治
3.1	当次诊治开始日期(年-月-日)	□□□□-□□-□□	□□□□-□□-□□	□□□□-□□-□□
3.2	就医方式*			
3.3	若为住院,住院天数(天)			
3.4	所用主要治疗方案**			
3.5	治疗转归#			
4.1	总诊治医疗费用(元)			
4.2	其中:挂号费(元)			
4.3	床位费(元)			
4.4	诊查费(元)			
4.5	检查费(元)			
4.6	治疗费(元)			
4.7	其中:肿瘤化疗费(元)			
4.8	肿瘤放疗费(元)			
4.9	手术费(元)			
4.1.1	化验费(元)			
4.1.2	护理费(元)			
4.1.3	药品费(元)			
4.1.4	其它费用(元)			
5.1	该次治疗有无伴随疾病##			
5.2	若有,请摘录伴随疾病名称			
5.3	该次治疗有无并发症##			
5.4	若有,请摘录并发症名称			

* 选项：1 = 门诊诊治　　　2 = 住院　　　　　3 = 门诊随访

** 选项：1 = 单纯手术治疗　　2 = 根治术　　　　6 = 新辅助化疗 + 手术

　　　　4 = 单纯化疗　　　5 = 手术 + 术后辅助化疗　6 = 新辅助化疗 + 手术

　　　　7 = 同步放化疗　　8 = 其它，备注：_____　9 = 对症支持治疗

\# 选项：1 = 病情好转　　　2 = 病情恶化

　　　　3 = 死亡　　　　　4 = 不确定

\#\# 选项：1 = 有　　　　　　2 = 无

如有上表无法反映的费用信息请在此补充说明：_____

_____

信息摘录员姓名（签字）：_____　资料收集完成日期：□□□□年□□月□□日

信息审核员姓名（签字）：_____　审核日期：□□□□年□□月□□日

附件 2　表 E2　患者诊治医疗及非医疗费用调查表

医院名称：_____

一、临床信息

1.1 被调查患者姓名：_____

1.2 院内就诊病案号：_____

1.3 对象性别：　　　　　　　　　　　　　　　　　　　　□

　　1 = 男　　　　　　　　2 = 女

1.4 对象身份证号码：　　　□□□□□□□□□□□□□□□□□□

1.5 本次诊断的癌变或者癌前病变发生的部位：　　　　　□□

　　1 = 食管　　　　　2 = 胃　　　　　　3 = 大肠

　　4 = 肝　　　　　　5 = 肺　　　　　　6 = 乳腺

1.6 本次就诊确认的临床诊断细化信息：　　　　　　　　　□

　　1 = 癌症，临床分期：□□，TNM：T□N□M□，备注：_____

　　2 = 癌前病变，类型细化信息：_____

1.7 本次就诊病理诊断细化信息：_____

　　病理诊断编码（请参照本项目分癌种的筛查技术方案病理编码）：_____

1.8 确诊日期：　　　　　　　　　　　　　□□□□年□□月□□日

1.9 本次治疗所用的主要方案：　　　　　　　　　　　　　□

　　1 = 单纯手术治疗　　　2 = 根治术　　　　　　3 = 单纯放疗

　　4 = 单纯化疗　　　　　5 = 手术 + 术后辅助化疗　6 = 新辅助化疗 + 手术

　　7 = 同步放化疗　　　　8 = 其他，备注：_____

二、人口社会学信息

2.1 您的现居住地：_____省/市/自治区_____市/区_____县

2.2 您受过的最高教育：　　　　　　　　　　　　　　　　□

　　1 = 未正式上过学　　　2 = 小学　　　　　　　3 = 初中

　　4 = 高中/中专　　　　 5 = 大学本科，含专科　 6 = 研究生及以上

2.3 您的职业：　　　　　　　　　　　　　　　　　　　　□

　　1 = 事业单位人员/公务员　2 = 企业人员/工人　　3 = 公司职员

　　4 = 个体户　　　　　　　5 = 自由职业者　　　　6 = 农民/农民工

　　7 = 无业人员　　　　　　8 = 其他：_____

2.4 您的婚姻状况：　　　　　　　　　　　　　　　　　　□

　　1 = 未婚　　　　　　　2 = 同居（未婚但有伴侣）　3 = 已婚

　　4 = 离婚　　　　　　　5 = 丧偶　　　　　　　　 6 = 其他：_____

2.5 您共同生活的家庭成员人数为？ □人

　2.5.1 您家中需要抚养人数为（包括老人和未成年子女等）： □人

　2.5.2 其中，需要抚养的 65 岁及以上老人的人数为： □人

2.6 您个人和家庭收支情况：

　2.6.1 您个人最近五年的平均年收入为： □□□□□□□元

　2.6.2 您去年家庭总收入为： □□□□□□□元

　2.6.3 您去年家庭总支出为： □□□□□□□元

　　2.6.3.1 其中，生活消费支出为： □□□□□□□元

　　2.6.3.2 其中，家庭医疗支出为： □□□□□□□元

2.7 您本人或您的家人（采访对象为患者家属时）最初如何发现了目前所患癌症/癌前病变？ □

　1 = 无任何不适，参加一般的常规性体检时发现

　2 = 无任何不适，参加针对性体检/筛查时发现，针对的疾病种类请说明：＿＿＿＿＿＿

　3 = 感到身体不适或身体异常，主动求医然后被确认

　4 = 其他：＿＿＿＿＿＿＿＿＿

附录

"癌前病变"在项目中的执行定义*

部位	需治疗干预的病理类型	其他需随访干预的病理类型
食管	重度不典型增生/原位癌	轻中度异型增生、低级别上皮内肿瘤
胃	胃高级别上皮内肿瘤	重度萎缩性胃炎、重度肠上皮化生、低级别上皮内肿瘤
大肠	腺瘤性息肉（包括绒毛状腺瘤、管状腺瘤、管状绒毛状腺瘤、扁平腺瘤、凹陷型腺瘤和锯齿状腺瘤）；炎症性肠病伴高级别上皮内瘤变（如溃疡性结肠炎、克隆氏病）；伴高级别上皮内瘤变的其他病变	增生性息肉、错构瘤性息肉、炎性息肉、炎症性肠病伴低级别上皮内瘤变（如溃疡性结肠炎、克隆氏病）
肝	肝细胞不典型增生、肝癌的癌前病变腺瘤样增生、肝癌的癌前病变肝硬化	——
肺	鳞状上皮异型增生/原位癌、非典型腺瘤样增生、弥散性特发性肺神经内分泌细胞增生（微瘤）	低剂量螺旋 CT 发现的结节、气管或支气管可疑病变
乳腺	——	乳腺小叶或导管系统上皮细胞的高度增生及非典型增生性病变

三、医疗及非医疗费用信息访问收集

单位：元，整数，四舍五入
不清楚或无法提供：-9
拒绝提供：-8

序号	项　目	第一次诊治	第二次诊治	第三次诊治	第四次诊治	第五次诊治
3.1	当次诊治开始日期(年-月-日)	□□□□-□□-□□	□□□□-□□-□□	□□□□-□□-□□	□□□□-□□-□□	□□□□-□□-□□
3.2	就诊医院名称					
3.2.1	就诊医院地点(省-市-县)					
3.2.2	就诊地距居住地距离估计(公里)					
3.3	就医方式:1=门诊诊治;2=住院;3=门诊随访					
3.4	若为住院,住院天数为?(天)					
3.5	您当次就医的医疗费用合计?(元)					
3.5.1	其中:个人支付多少?(元)					
3.5.2	医疗保险支付多少?(元)					
3.6	除外付给医院的钱,您本次就医其他方面共花费(包括您本人和陪护亲友的费用)?(元)					
	请再细化您除医疗费用外的其他开销:					
3.6.1	交通费(元)					
3.6.2	住宿费(元)					
3.6.3	额外的餐费(元)					
3.6.4	营养费(元)					
3.6.5	雇工陪护费(元)					
3.6.6	其它费用(元)					
3.7	您诊治期间因休工或因病不能从事日常劳动的天数?(天)					
3.8	亲友陪护人天数(人天)					

3.9 如有上表无法反映的费用信息请在此补充说明：_____

3.10 以上医疗和非医疗费用支出的主要经济来源是： □

　　　1 = 当年收入　　　　　　　2 = 自家往年的存款

　　　3 = 向亲朋借钱　　　　　　4 = 其他：_____

3.11 您的医疗保障状况属于： □

　　　1 = 城镇职工基本医疗保险　2 = 城镇居民医疗保险

　　　3 = 新型农村合作医疗　　　4 = 商业医疗保险

　　　5 = 自费　　　　　　　　　6 = 其他：_____

3.12 以上医疗费用通过您所在的医疗保险体系已经或预期能得到多大比例的报销：

　　　　　　　　　　　　　　　　　　　　　　　　　　　□□%

3.13 这次患病给您的家庭造成的经济压力属以下那种情况？ □

　　　1 = 基本没有影响　　　　　2 = 勉强可以承受

　　　3 = 有一定压力　　　　　　4 = 压力很大　　　　5 = 其他：_____

四、既往暴露史

4.1 癌变部位 □	4.2 在您患病前，您是否曾经有过以下情况（可多选） □□□□□□
1 = 食管	1 = 来自食管癌高发区 2 = 有消化道肿瘤家族史*，亲属关系为：_____ 3 = 有上消化道病史或症状者
2 = 胃	1 = 有胃癌家族史*，亲属关系为：_____ 2 = 有慢性萎缩性胃炎、慢性胃溃疡、胃息肉、残胃或胃巨皱襞症病史
3 = 大肠	1 = 粪便潜血实验（FOBT）阳性 2 = 本人有癌症史或肠息肉史 3 = 有大肠癌家族史*（亲属关系为：_____） 4 = 同时具有以下两项及两项以上者：慢性便秘、慢性腹泻、粘液血便、不良生活事件史（如近亲属死亡等）、慢性阑尾炎或阑尾切除史、慢性胆囊炎/胆结石史
4 = 肝	1 = 5 年以上乙肝病毒携带者或者乙肝患者 2 = 输血史或者丙肝患者 3 = 肝癌家族史*，亲属关系为：_____ 4 = 血吸虫感染病史 5 = 肝硬化病史
5 = 肺	1 = 长期大量吸烟史，规律性吸烟长达□□年；平均□□支/天 2 = 长期接受二手烟（被动吸烟）者（如在工作环境中接触二手烟累积超过 1 年，或生活环境中与吸烟者同住超过 1 年） 3 = 有肺癌家族史*，亲属关系为：_____ 4 = 有过职业暴露，如氡、锡矿、铍、铀、石棉等，长达□□年
6 = 乳腺	1 = 月经初潮≤12 岁或行经≥42 年 2 = 未育或初产年龄≥35 岁 3 = 一级亲属（母亲、女儿或姊妹）患乳腺癌，人数为□人 4 = 二级亲属（姑、姨、祖母或外祖母）患乳腺癌或卵巢癌，人数为□人 5 = 曾有乳腺活检史 6 = 曾有胸部放疗史 7 = 曾有良性乳腺疾病史(包括乳腺囊性增生、结节、导管扩张、良性纤维腺瘤及感染) 8 = 对侧乳腺癌病史或经乳腺活检证实为重度不典型增生或导管内乳头状瘤病者

注：家族史的执行定义：指三代以内、有血缘关系的亲属。

五、调查员后记

5.1 调查表的主要回答者： □

    1 = 患者本人　　　2 = 家属　　　3 = 其他，备注：＿＿＿＿＿＿＿＿＿

5.2 调查对象合作情况： □

    1 = 很好　　　　2 = 较好　　　　3 = 一般　　　　4 = 差

5.3 对本问卷第一、第二、第三和第四部分的质量评价　　　一　二　三　四　部分

    1 = 很可靠　　　2 = 比较可靠　　3 = 不太可靠　　□　□　□　□

    4 = 很不可靠　　5 = 很难说

信息摘录员姓名（签字）：＿＿＿＿＿　　资料收集完成日期：□□□□年□□月□□日

信息审核员姓名（签字）：＿＿＿＿＿　　审核日期：□□□□年□□月□□日

附件 3　表 Q1　EQ-5D 生活质量评估通用量表

调查日期：□□□□年□□月□□日　　　　　　调查员姓名：_____

一、基本信息

1.1 被调查者姓名：_____

1.2 对象性别：　　　　　　　　　　　　　　　　　　　　　　　　　□

　　1 = 男　　　　　　2 = 女

1.3 对象身份证号码：　　　　□□□□□□□□□□□□□□□□□□

　　1.3.1 无法获得身份证号码时，请记录出生日期：　　□□□□年□□月□□日

1.4 调查对象属于以下哪种情况：　　　　　　　　　　　　　　　　　□

　　1 = 普通人群个体　　　　　　　2 = 接受单一筛查的高危个体

　　3 = 接受两种及以上筛查高危个体　　4 = 癌前病变患者

　　5 = 癌症患者

1.5 调查对象若为接受筛查的高危个体，今天接受的筛查项目为（可多选）：　□□□□□

　　1 = 肺部低剂量薄层 CT　　　　　　2 = 乳腺超声 + 钼靶

　　3 = 大肠腔镜检查　　　　　　　　4 = 上消化道（食管和胃）腔镜检查

　　5 = 肝脏 B 超 + 血液 AFP 检测

1.6 调查对象若为接受筛查的高危个体，此时是否完成了今天的检查：　　□

　　1 = 还没开始　　　　　　2 = 完成了一部分　　　　3 = 全部完成

二、人口社会学信息

2.1 您的现居住地：_____省/市/自治区_____市/区_____县

2.2 您受过的最高教育：　　　　　　　　　　　　　　　　　　　　　□

　　1 = 未正式上过学　　　　2 = 小学　　　　　　3 = 初中

　　4 = 高中/中专　　　　　　5 = 大学/大专　　　　6 = 研究生及以上

2.3 您的职业：　　　　　　　　　　　　　　　　　　　　　　　　　□

　　1 = 事业单位人员/公务员　　2 = 企业人员/工人

　　3 = 公司职员　　　　　　　4 = 个体户

　　5 = 自由职业者　　　　　　6 = 农民/农民工

　　7 = 无业人员　　　　　　　8 = 退休，之前职业：_____

　　9 = 其他：_____

2.4 您的婚姻状况：　　　　　　　　　　　　　　　　　　　　　　　□

　　1 = 未婚　　　　　　　　2 = 同居（不在婚但有伴侣）

　　3 = 已婚　　　　　　　　4 = 离婚

　　5 = 丧偶　　　　　　　　6 = 其他：_____

2.5 您家里共同生活的有几口人？ □

2.6 您全家 2012 年收入大约为多少元？ □

    1 = 2.0 万以下   2 = 2.0 万 ~ 3.9 万

    3 = 4.0 万 ~ 5.9 万   4 = 6.0 万 ~ 7.9 万

    5 = 8.0 万 ~ 14.9 万   6 = 15.0 万及以上

2.7 您的医疗保障状况属于： □

    1 = 城镇职工基本医疗保险   2 = 城镇居民医疗保险

    3 = 新型农村合作医疗   4 = 商业医疗保险

    5 = 自费   6 = 其它：＿＿＿＿＿＿＿＿

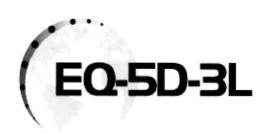

三、EQ-5D-3L 健康问卷——供中国地区使用之中文版（simplified Chinese version for China）

请在下列各组选项中，指出哪一项最能反映您今天的健康状况，并在空格内打勾（√）。

行动

我可以四处走动，没有任何困难 ☐

我行动有些不方便 ☐

我不能下床活动 ☐

自己照顾自己

我能自己照顾自己，没有任何困难 ☐

我在洗脸、刷牙、洗澡或穿衣方面有些困难 ☐

我无法自己洗脸、刷牙、洗澡或穿衣 ☐

日常活动（如工作、学习、家务事、家庭或休闲活动）

我能进行日常活动，没有任何困难 ☐

我在进行日常活动方面有些困难 ☐

我无法进行日常活动 ☐

疼痛/不舒服

我没有任何疼痛或不舒服 ☐

我觉得中度疼痛或不舒服 ☐

我觉得极度疼痛或不舒服 ☐

焦虑（如紧张、担心、不安等）/抑郁（如做事情缺乏兴趣、没乐趣、提不起精神等）

我不觉得焦虑或抑郁 ☐

我觉得中度焦虑或抑郁 ☐

我觉得极度焦虑或抑郁 ☐

心目中最好的
健康状况

100

为了帮助您反映健康状况的好坏，我们画了
一个刻度尺（有点像温度计），在这刻度尺
上，100 代表您心目中最好的状况，0 代
表您心目中最差的状况。

9 0

请在右边的刻度尺上标出您今天的健康状况。
请从下面方格中画出一条线，连到刻度尺上
最能代表您今天健康状况好坏的那一点。

8 0

7 0

6 0

您今天的
健康状况

5 0

4 0

3 0

2 0

1 0

0

心目中最差的
健康状况

附件 4　表 Q2　FACT 生活质量评估癌症特异性系列量表

一、临床信息

1.1 被调查者姓名：＿＿＿＿＿＿＿＿＿＿

1.2 院内就诊病案号：＿＿＿＿＿＿＿＿

1.3 本次诊断的癌变或者癌前病变发生的部位：　　　　　　　　　□

　　1 = 肺　　　　　　　　2 = 乳腺　　　　　　　3 = 大肠

　　4 = 食管　　　　　　　5 = 肝　　　　　　　　6 = 胃

1.4 本次就诊确认的临床诊断细化信息：　　　　　　　　　　　□

　　1 = 癌症，临床分期□□，TNM：T□N□M□，请说明：＿＿＿＿＿

　　2 = 癌前病变，类型细化信息：＿＿＿＿＿＿＿＿＿＿＿＿＿＿

1.5 本次就诊病理诊断编码（依据附件卫生经济学评价部分——病理诊断编码表）：　□□

　　请说明：＿＿＿＿＿＿＿＿＿＿＿＿＿＿＿＿＿＿

1.6 确诊日期：　　　　　　　　　　　　　　□□□□年□□月□□日

1.7 本次治疗所用主要方案是：　　　　　　　　　　　　　　　□

　　1 = 单纯手术治疗　　　2 = 根治术　　　　　　3 = 单纯放疗

　　4 = 单纯化疗　　　　　5 = 手术 + 术后辅助化疗　6 = 新辅助化疗 + 手术

　　7 = 同步放化疗　　　　8 = 对症支持治疗　　　9 = 其他，备注：＿＿＿＿

1.8 调查当天处于以下哪个阶段：□

　　1 = 尚未开始治疗

　　2 = 正在治疗中，今天是治疗开始后的第□□天

　　3 = 主体治疗基本结束，即将出院，今天是治疗开始后的第□□天

　　4 = 随诊/随访，距主要治疗结束已有□□月

　　5 = 其他，请说明：＿＿＿＿＿＿＿＿＿＿＿

1.9 您最初是如何发现目前所患疾病的？　　　　　　　　　　　□

　　1 = 无任何不适，参加一般的常规性体检时发现

　　2 = 无任何不适，参加针对性体检/筛查时发现，针对的疾病种类请说明：＿＿＿＿

　　3 = 感到身体不适或身体异常，主动求医然后被确认

　　4 = 因其它无关疾病就诊时发现

　　5 = 其他，请说明：＿＿＿＿＿＿＿＿＿＿＿

二、FACT 问卷生活质量评估——通用部分

(FACIT. org 授权使用：FACT 问卷系列，第四版，简体中文版)

以下是一些与您患有同样疾病的人所认为重要的陈述。

请在每行圈选或标出一个数字来表明适用于您过去 7 天情况的回答。

	生理状况	一点也不	有一点	有些	相当	非常
GP1	我精神不好……………………	0	1	2	3	4
GP2	我感到恶心……………………	0	1	2	3	4
GP3	因为我身体不好，我满足家庭的需要有困难……………………	0	1	2	3	4
GP4	我感到疼痛……………………	0	1	2	3	4
GP5	治疗的副作用使我感到烦恼…………	0	1	2	3	4
GP6	我觉得病了……………………	0	1	2	3	4
GP7	我因病被迫要卧床休息………………	0	1	2	3	4

	社会/家庭状况	一点也不	有一点	有些	相当	非常
GS1	我和朋友们很亲近……………………	0	1	2	3	4
GS2	我在感情上得到家人的支持…………	0	1	2	3	4
GS3	我得到朋友的支持…………………	0	1	2	3	4
GS4	我的家人已能正视我患病这一事实……	0	1	2	3	4
GS5	我满意家人间对我疾病的沟通方式……	0	1	2	3	4
GS6	我与自己的配偶（或给我主要支持的人）很亲近 …………………	0	1	2	3	4
Q1	不管你近期的性生活的程度如何，请回答下面的问题如果你不愿回答，请在这里注明□，然后回答下一组问题					4
GS7	我对自己的性生活感到满意…………	0	1	2	3	4

请在每行圈选或标出一个数字来表明适用于您过去 7 天情况的回答。

	情感状况	一点也不	有一点	有些	相当	非常
GE1	我感到悲伤………………………	0	1	2	3	4
GE2	我满意自己处理疾病的方式…………	0	1	2	3	4
GE3	在与疾病的抗争中，我越来越感到失望………………………………	0	1	2	3	4
GE4	我感到紧张………………………	0	1	2	3	4
GE5	我担心我可能会去世……………	0	1	2	3	4
GE6	我担心自己的病情会恶化…………	0	1	2	3	4

	功能状况	一点也不	有一点	有些	相当	非常
GF1	我能够工作（包括在家里工作）………	0	1	2	3	4
GF2	我的工作（包括在家的工作）令我有成就感………………………………	0	1	2	3	4
GF3	我能够享受生活…………………	0	1	2	3	4
GF4	我已能面对自己的疾病……………	0	1	2	3	4
GF5	我睡得很好………………………	0	1	2	3	4
GF6	我在享受我常做的娱乐活动…………	0	1	2	3	4
GF7	我对现在的生活质量感到满意…………	0	1	2	3	4

三、FACT 问卷生活质量评估——病变特异性部分

3.1 肺部病变特异性项目 （FACT-L，Mainland Chinese，12 October 2009，Copyright 1987，1997）

请在每行圈选或标出一个数字来表明适用于您过去 7 天情况的回答。

	附加关注	一点也不	有一点	有些	相当	非常
B1	我一直感到呼吸短促……………………	0	1	2	3	4
C2	我的体重在下降……………………	0	1	2	3	4
L1	我的思维清晰……………………	0	1	2	3	4
L2	我一直在咳嗽……………………	0	1	2	3	4
B5	我受脱发困扰……………………	0	1	2	3	4
C6	我的食欲好……………………	0	1	2	3	4
L3	我感到胸闷……………………	0	1	2	3	4
L4	我呼吸顺畅……………………	0	1	2	3	4
Q3	您曾抽过烟吗？没有___有___如果有：					
L5	我对抽烟感到后悔……………………	0	1	2	3	4

3.2 乳腺病变特异性项目（FACT-B，Mainland Chinese，12 October 2009，Copyright 1987，1997）

请在每行圈选或标出一个数字来表明适用于您过去 7 天情况的回答。

	附加关注	一点也不	有一点	有些	相当	非常
B1	我一直感到呼吸急促…………………	0	1	2	3	4
B2	我在意自己的衣着…………………	0	1	2	3	4
B3	我的一只胳膊或两只胳膊发肿，或一碰就疼…………………	0	1	2	3	4
B4	我感到自己在性方面有吸引力…………	0	1	2	3	4
B5	脱发使我烦恼…………………	0	1	2	3	4
B6	我担心家里其他人有一天会得和我一样的病…………………	0	1	2	3	4
B7	我担心紧张对我的疾病造成的影响……	0	1	2	3	4
B8	体重的变化使我烦恼…………………	0	1	2	3	4
B9	我能够感到自己像个女人…………………	0	1	2	3	4
P2	我身体的某些部位感到疼痛…………………	0	1	2	3	4

3.3 大肠病变特异性项目（FACT-C，Mainland Chinese，23 November 2009，Copyright 1987，1997）

请在每行圈选或标出一个数字来表明适用于您过去 7 天情况的回答。

	附加关注	一点也不	有一点	有些	相当	非常
C1	我肚子肿胀或绞痛……………………	0	1	2	3	4
C2	我的体重在下降……………………	0	1	2	3	4
C3	我能控制我的大便…………………	0	1	2	3	4
C4	我能很好地消化食物………………	0	1	2	3	4
C5	我拉肚子……………………………	0	1	2	3	4
C6	我的食欲好…………………………	0	1	2	3	4
C7	我喜欢我的外表……………………	0	1	2	3	4
Q2	您使用造瘘器吗（请勾选一个方框） 如果是，请回答下面两个问题：	□不		□是		
C8	造瘘器让我感到难为情……………	0	1	2	3	4
C9	照顾我的造瘘器有困难……………	0	1	2	3	4

3.4 食管病变特异性项目 ［FACT-E，Simplified Chinese（Universal），13 September 2013，Copyright 1987，1997］

请在每行圈选或标出一个数字来表明适用于您过去 7 天情况的回答。

	附加关注	一点也不	有一点	有些	相当	非常
HN1	我能够吃我喜欢吃的食物……………	0	1	2	3	4
HN2	我口干舌燥…………………………	0	1	2	3	4
HN3	我呼吸困难…………………………	0	1	2	3	4
HN4	我的声音具有通常的音质和力量………	0	1	2	3	4
HN5	我想吃多少食物就能吃多少…………	0	1	2	3	4
HN10	我能够与其他人交流…………………	0	1	2	3	4
HN7	我能吞咽自如………………………	0	1	2	3	4
E1	我吞咽固体食物有困难………………	0	1	2	3	4
E2	我吞咽软的或糊状的食物有困难………	0	1	2	3	4
E3	我吞咽液体有困难…………………	0	1	2	3	4
E4	我吞咽东西时会感到胸痛……………	0	1	2	3	4
E5	我吞咽东西时会噎到…………………	0	1	2	3	4
E6	我能享受跟家人或朋友一起吃饭的乐趣………………………………………	0	1	2	3	4
C6	我的食欲好…………………………	0	1	2	3	4
E7	我晚上睡觉会咳醒…………………	0	1	2	3	4
ACT11	我的肚子疼痛………………………	0	1	2	3	4
C2	我的体重在下降……………………	0	1	2	3	4

3.5 肝脏病变特异性项目（FACT-Hep，Simplified Chinese，23 July 2009，Copyright 1987，1997）

请在每行圈选或标出一个数字来表明适用于您过去 7 天情况的回答。

	附加关注	一点也不	有一点	有些	相当	非常
C1	我肚子肿胀或绞痛………………………	0	1	2	3	4
C2	我的体重在下降…………………………	0	1	2	3	4
C3	我能控制我的大便………………………	0	1	2	3	4
C4	我能很好地消化食物……………………	0	1	2	3	4
C5	我拉肚子…………………………………	0	1	2	3	4
C6	我的食欲好………………………………	0	1	2	3	4
Hep1	外表的变化使我难过……………………	0	1	2	3	4
CNS7	我的背疼…………………………………	0	1	2	3	4
Cx6	便秘使我感到烦恼………………………	0	1	2	3	4
H17	我觉得特别疲劳…………………………	0	1	2	3	4
An7	我能够做我平常做的事…………………	0	1	2	3	4
Hep2	黄疸或皮肤发黄烦扰着我………………	0	1	2	3	4
Hep3	我发过烧…………………………………	0	1	2	3	4
Hep4	我有过痒的感觉…………………………	0	1	2	3	4
Hep5	我对食物味道的感觉变了………………	0	1	2	3	4
Hep6	我有过寒颤………………………………	0	1	2	3	4
HN2	我口干舌燥………………………………	0	1	2	3	4
Hep8	我肚子难受或疼痛………………………	0	1	2	3	4

3.6 胃部病变特异性项目［FACT-Ga，Chinese（Mainland），30 November 2009，Copyright 1987，1997］

请在每行圈选或标出一个数字来表明适用于您过去 7 天情况的回答。

	附加关注	一点也不	有一点	有些	相当	非常
C2	我的体重在下降……………………	0	1	2	3	4
Ga1	我的食欲降低……………………	0	1	2	3	4
Ga2	胃反酸或烧心使我烦恼…………	0	1	2	3	4
HN1	我能够吃我喜欢吃的食物………	0	1	2	3	4
Ga6	我吃东西时感到难受或疼痛……	0	1	2	3	4
Ga5	我有肚子饱满或沉重的感觉……	0	1	2	3	4
C1	我肚子肿胀或绞痛………………	0	1	2	3	4
Ga12	我吞咽食物有困难………………	0	1	2	3	4
Ga4	饮食习惯的变化使我烦恼………	0	1	2	3	4
E6	我能享受跟家人或朋友一起吃饭的乐趣……	0	1	2	3	4
Ga10	我的消化问题妨碍我做平常做的事……	0	1	2	3	4
Ga9	因为我的疾病，我避免外出吃饭……	0	1	2	3	4
Ga7	我担心胃会有问题………………	0	1	2	3	4
Hep8	我肚子难受或疼痛………………	0	1	2	3	4
Ga14	胀气（肠胃胀气）使我烦恼 ……	0	1	2	3	4
C5	我拉肚子…………………………	0	1	2	3	4
An2	我感到累…………………………	0	1	2	3	4
HI12	我觉得全身虚弱无力……………	0	1	2	3	4
Leu4	为我的疾病，我计划未来有困难……	0	1	2	3	4

四、调查员后记

4.1 问卷第二部分和第三部分（生活质量评估部分）的调查方式： ☐

    1 = 患者本人填写

    2 = 与患者本人访谈，调查员记录

    3 = 以与家属访谈为主，调查员记录

    4 = 其他，请说明：_____

4.2 调查环境评估——可能会听到访谈内容的在场人数（除外调查员和调查对象）： ☐

    1 = 再没其他人了

    2 = 还有 1 人

    3 = 还有 2~3 人

    4 = 还有 4 人及以上

4.3 信息可靠性评估： ☐

    1 = 因几乎完全不理解而中断

    2 = 胡乱回答或大部分不理解

    3 = 小部分项目难以理解

    4 = 理解但仅完成部分量表

    5 = 理解且仔细回答全部量表

调查员姓名（签字）：_____　　　调查日期：☐☐☐☐年☐☐月☐☐日

信息审核员姓名（签字）：_____　　　调查日期：☐☐☐☐年☐☐月☐☐日